In dankbarer Würdigung der jahrzehntelangen Verbundenheit mit den deutschen Anästhesisten überreicht von der

DRÄGERWERK AG

Lübeck, März 1986

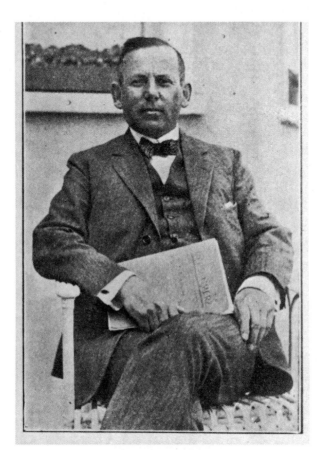
Dr. Ernst von der Porten

M. Tschöp

Ernst von der Porten
1884–1940

In der Geschichte
der deutschen Anästhesiologie

Geleitwort von Prof. Dr. K. H. Weis

Mit 10 Abbildungen

Springer-Verlag
Berlin Heidelberg New York Tokyo

Dr. med. Michael Tschöp
Institut für Anästhesiologie
der Universität Würzburg
Josef-Schneider-Straße 2
8700 Würzburg

ISBN 3-540-16516-9 Springer-Verlag Berlin Heidelberg New York Tokyo
ISBN 0-387-16516-9 Springer-Verlag New York Heidelberg Berlin Tokyo

Das Werk ist urheberrechtlich geschützt. Die dadurch begründeten Rechte, insbesondere die der Übersetzung, des Nachdruckes, der Entnahme von Abbildungen, der Funksendung, der Wiedergabe auf photomechanischem oder ähnlichem Wege und der Speicherung in Datenverarbeitungsanlagen bleiben, auch bei nur auszugsweiser Verwertung, vorbehalten. Die Vergütungsansprüche des § 54, Abs. 2 UrhG werden durch die „Verwertungsgesellschaft Wort", München, wahrgenommen.

© by Springer-Verlag Berlin Heidelberg 1986
Printed in Germany

Die Wiedergabe von Gebrauchsnamen, Handelsnamen, Warenbezeichnungen usw. in diesem Werk berechtigt auch ohne besondere Kennzeichnung nicht zu der Annahme, daß solche Namen im Sinne der Warenzeichen- und Markenschutz-Gesetzgebung als frei zu betrachten wären und daher von jedermann benutzt werden dürften.

Produkthaftung: Für Angaben über Dosierungsanweisungen und Applikationsformen kann vom Verlag keine Gewähr übernommen werden. Derartige Angaben müssen vom jeweiligen Anwender im Einzelfall anhand anderer Literaturstellen auf ihre Richtigkeit überprüft werden.

Druck: Beltz-Offsetdruck, Hemsbach
Buchb. Verarbeitung: Schäffer, Grünstadt
2119/3140-543210

Geleitwort

Am 16. Oktober 1846 gab Morton am Massachusetts General Hospital in Boston die erste öffentlich erfolgreiche Äthernarkose. Diese Sensation verbreitete sich für die damalige Nachrichtentechnik überraschend schnell herüber zum alten Kontinent. Noch vor Jahresende wurde in England die Äthernarkose erprobt. In Deutschland führte der Erlanger Chirurg Heydenfelder im Februar 1847 die Äthernarkose ein.

Die stürmische Entwicklung der Chirurgie und damit der gesamten operativen Medizin kam in Gang und zeitigte Resultate, die auch heute noch beeindrucken.

Während in der deutschen Medizinergeschichte bis in die 30er Jahre unseres Jahrhunderts Chirurgen und Operateure in großer Zahl Weltgeltung erhielten, finden sich nur spärlich Namen, die mit der Anästhesie zu verbinden sind. Carl Ludwig Schleich (Lokalanästhesie mit Kokain 1892), August Bier (Spinalanästhesie 1898), Franz Kuhn (endotracheale Intubation 1902), Sudeck, Schmidt und Killian leisteten wichtige Beiträge zur Entwicklung der lokalen und allgemeinen Anästhesie – sie blieben jedoch ihr Leben lang Chirurgen.

Die Last der Narkose trugen über viele Jahrzehnte Schwestern, Pfleger und meist die jüngsten Assistenten. Sollte je ein Arzt mit dem Gedanken sich getragen haben, die Anästhesie als eigenes Spezialfach zu wählen – so wie dies in England schon im 19. Jahrhundert möglich war – mußte er rasch erkennen, daß ihm daraus keine materielle Existenz erwuchs. Die Chirurgie dominierte bis in die Zeit nach dem Zweiten Weltkrieg. Dabei war die Tragweite der mit einer Narkose verbundenen Probleme durchaus auch in Deutschland bekannt.

Das Bedürfnis, wissenschaftliche Arbeiten, die sich mit Fragen der Narkose und Schmerzbehandlung befaßten, in einer eigenen Zeitschrift zu konzentrieren, führte dazu, daß 1928 die erste deutschsprachige Zeitschrift erschien unter dem Titel *Der Schmerz* (Deutsche Zeitschrift zur Erforschung des Schmerzes und seiner Bekämpfung, zugleich Zentralorgan für Narkose und Anästhesie).

Zu den bekannten Herausgebern Gauß, Direktor der Universitäts-Frauenklinik Würzburg, und Wieland, Direktor des Pharmakologischen Instituts der Universität Heidelberg, gehörte als dritter Ernst v. d. Porten, Hamburg, mit der Berufscharakterisierung „Narkose als Spezialfach". Letzteres überrascht, denn der Facharzt für Anästhesie wurde in Deutschland erst 1953 eingeführt. Erste Recherchen ergaben, daß bis heute Ernst v. d. Porten praktisch unbekannt blieb.

Herr Dr. Michael Tschöp übernahm bereitwillig die Aufgabe herauszufinden, wer Ernst v. d. Porten war, seine Biographie zu erstellen, seine wissenschaftlichen Arbeiten zu sichten und sein Leben in der Zeit darzustellen.

Die Aufgabe erwies sich als überaus mühevoll. Gut 2 Jahre nahmen seine Nachforschungen in Anspruch, und wenn trotzdem Lücken in der Vita bleiben, so ist dies dem tragischen Schicksal anzulasten, das Ernst v. d. Porten als deutscher Jude mit abertausenden Leidensgefährten erdulden mußte.

Herr Dr. Tschöp liefert mit der vorliegenden Schrift einen für die Geschichte der deutschen Anästhesie hoch zu schätzenden Beitrag. Impressionen deutscher Geschichte vom Kaiserreich der Jahrhundertwende bis in den Zweiten Weltkrieg werden lebendig, in welche das Bemühen Ernst v. d. Portens fällt, die Bedeutung der Anästhesie in das Bewußtsein der operativ tätigen Ärzteschaft zu bringen. Er eilte jedoch dem Zeitgeist weit voraus, indem er für die Studenten Vorlesungen über die Narkose forderte und sich für die Schaffung eines Facharztes für Anästhesie als Spezialfach einsetzte.

Die politische Entwicklung in Deutschland verhinderte nicht nur, daß er seine richtigen Ideen weiter vorantreiben konnte, vielmehr führte diese zu seiner persönlichen, existentiellen Bedrohung, der er mit seiner Frau nur auf Zeit entfliehen konnte.

Das hier aufgezeichnete Lebensbild Ernst v. d. Portens sollte uns allen Mahnung und Verpflichtung sein. Der „Berufsverband Deutscher Anästhesisten" würdigte zum 25. Jahrestag seiner Gründung die Leistung dieses weitsichtigen Arztes und Protagonisten unseres Faches durch die Schaffung der „Ernst v. d. PortenMedaille".

Würzburg, im Februar 1986　　　　　　　　　　　　　　　　　Prof. Dr. K. H. Weis

Inhaltsverzeichnis

1	Einleitung...	1
	1.1 Zur Begründung des Themas	1
	1.2 Historischer Überblick über die Entwicklung der Anästhesie von der Jahrhundertwende bis zum Zweiten Weltkrieg	4
	1.3 Einbindung des Themas in die Zeitgeschichte	7
2	Zielsetzung und methodischer Ansatz.................	10
	2.1 Ermittlung der Biographie Ernst v. d. Portens	10
	2.2 Ermittlung des bibliographischen Werks von Ernst v. d. Porten	12
	2.3 Kommentar zur Methodik	13
3	Biographie Dr. med. Ernst v. d. Portens	14
	3.1 Die Vorfahren..................................	14
	3.1.1 Der Vater Dr. med. Maximilian v. d. Porten	14
	3.1.2 Die Mutter Adele v. d. Porten, geb. Goldschmidt.........	16
	3.2 Seine Geschwister	17
	3.2.1 Dr. med. Paul Maximilian v. d. Porten...............	17
	3.2.2 Walter v. d. Porten	17
	3.2.3 Richard v. d. Porten	17
	3.2.4 Anna Josephine v. d. Porten	18
	3.3 Kindheit, Jugendjahre und Studienzeit Ernst v. d. Portens	18
	3.4 Beruflicher und privater Werdegang bis zur Gründung von *Der Schmerz*	19
	3.5 Entwicklung der „anästhesiologischen" Tätigkeit v. d. Portens	21
	3.6 Die Gründung von *Der Schmerz*	24
	3.7 Das Leben während der NS-Zeit	33
4	Das bibliographische Werk Ernst v. d. Portens	34
	4.1 Die Originalarbeiten Ernst v. d. Portens	34
	4.2 Die Referatetätigkeit v. d. Portens	67
	4.3 Die Vorträge v. d. Portens vor dem Ärztlichen Verein in Hamburg ..	76

5 Kommentar zur Bibliographie 79
   5.1 Die Originalia 79
   5.2 Die Referate 80
   5.3 Referate und Zitierungen von Arbeiten Ernst v. d. Portens 81
       5.3.1 Referate über die Arbeiten v. d. Portens 81
       5.3.2 Zitierungen von Arbeiten v. d. Portens 82

6 Zusammenfassung 84

7 Schlußwort 86

Literaturverzeichnis 87
   1. Die Schriften v. d. Portens 87
   2. Übriges Schrifttum 87

Namenregister 90

Sachregister 94

1 Einleitung

1.1 Zur Begründung des Themas

Weder die Allgemeinanästhesie noch die örtliche Betäubung sind Entdeckungen der Neuzeit. Beide haben zahlreiche Vorläufer im Altertum und im Mittelalter. Die Vervollkommnung der Chirurgie, die bis ins 19. Jahrhundert bereits ausgezeichnete operative Techniken entwickelt hatte, konnte sich aber erst durch die Fortschritte auf dem Gebiet der Anästhesiologie vollziehen.

Der Beginn der stürmischen Entwicklung wird mit der Einführung des Äthers und Lachgases in die chirurgische Analgesie in den Jahren 1842 bis 1846 durch den Arzt Crawford W. Long (1815-1878) und den Zahnarzt Horace Wells (1815-1848) datiert. Parallel zur Entwicklung der modernen Chemie und Pharmakologie entwickelte sich die Anästhesie zu einem höchst komplizierten Spezialgebiet der wissenschaftlichen Forschung mit ihrer Tendenz zur praktischen Anwendung in der Medizin.

Vor allem in den angloamerikanischen Ländern etablierte sich die Anästhesie frühzeitig im Spektrum der klassischen medizinischen Disziplinen. Im deutschsprachigen Raum forschten und arbeiteten zwar zahlreiche Ärzte auf diesem Gebiet, denen die Anästhesie wichtige Fortschritte zu verdanken hat, aber es fehlte hier die frühzeitige Etablierung des Faches durch Standesorganisationen, Berufsverbände und Fachzeitschriften.

Nachdem erst 1953 die „Deutsche Gesellschaft für Anästhesie" gegründet und der Facharzt für Anästhesie geschaffen worden war, besteht das Bedürfnis, das relativ junge Fach Anästhesie auch medizinhistorisch zu untersuchen und die Entwicklung der letzten Jahrzehnte geschichtlich aufzuarbeiten und zu werten.

Das Augenmerk richtet sich dabei nicht nur auf Ärzte, die durch wissenschaftliche Einzeltaten auf diesem Gebiet bekannt wurden, sondern auch auf die Wegbereiter einer Verselbständigung des immer komplexer gewordenen Faches.

Ein erster Schritt zur Aufwertung der Anästhesie in Deutschland war die Gründung der ersten deutschsprachigen Narkosezeitschrift *Der Schmerz* 1928. Sie erschien gleichzeitig mit dem Konkurrenzblatt *Narkose und Anästhesie*. 1929 vereinigten sich die beiden Fachzeitschriften zu *Schmerz, Narkose und Anästhesie*.

Bei der Durchsicht des Herausgeberverzeichnisses des ersten Heftes von *Der Schmerz* wird das Interesse durch zahlreiche anästhesiegeschichtlich relevante Namen geweckt. Erwähnt werden als Mitherausgeber z. B. McMechan, Zaaijer, Finsterer, Kulenkampff, Luckhardt, Cohen usw.

Abb. 1. Impressum von *Der Schmerz* I (1928)

**Institut für Anaesthesiologie
der Universität Würzburg**

Folgende Spezialfächer

werden durch die namentlich aufgeführten Fachvertreter des Herausgeberkollegiums ihre Mitarbeit an der Erforschung des Schmerzes und seiner Bekämpfung in einschlägigen Arbeiten betätigen:

Anatomie
Petersen-Würzburg

Botanik
Noack-Erlangen
Ruhland-Leipzig

Chirurgie
Braun-Zwickau
Finsterer-Wien
Haertel-Osaka
Kappis-Hannover
König-Würzburg
Läwen-Königsberg
Rost-Mannheim
Schmieden-Frankfurt
Zaaijer-Leiden

Dermatologie
Zieler-Würzburg

Gerichtsärztl. Medizin
Michel-Graz

Geschichte der Medizin
v. Brunn-Rostock
Fischer-Wien

**Gynäkologie
und Geburtshilfe**
Beruti-Buenos Aires
Eymer-Innsbruck
Frigyesi-Budapest
Gauß-Würzburg
Nürnberger-Halle
Nyström-Upsala
Ostrčil-Prag

Innere Medizin
Curschmann-Rostock

Jurisprudenz
Ebermayer-Leipzig

Narkose als Spezialfach
Cohen-Manchester
McMechan-Avon Lake Ohio
v. d. Porten-Hamburg

Ophthalmologie
Elschnig-Prag

Oto-Rhino-Laryngologie
Amersbach-Prag
Hirsch-Stuttgart

Paediatrie
Rominger-Kiel

Path. Anatomie
Herxheimer-Wiesbaden

Pharmakologie
Loewe-Dorpat
Pick-Wien
Wieland-Heidelberg

Physiologie
v. Frey-Würzburg
Luckhardt-Chicago
v. Skramlik-Jena

Physiol. Chemie
Spiro-Basel

Psychiatrie
Hauptmann-Halle
Jakob-Hamburg
Rosenfeld-Rostock
Serejsky-Moskau

Strahlentherapie
Holfelder-Frankfurt
Holzknecht-Wien

Urologie
Pflaumer-Erlangen
Scheele-Frankfurt

Zahnheilkunde
Seidel-Marburg
Walkhoff-Berlin

Abb. 2. Auflistung der Mitherausgeber von *Der Schmerz* nach „Spezialfächern"

Die Schriftleitung dieser „deutschen Zeitschrift zur Erforschung des Schmerzes und seiner Bekämpfung" bilden C. J. Gauß, Würzburg, Hermann Wieland, Heidelberg, und E. v. d. Porten, Hamburg.

Während die ersteren auch heute noch ihren festen Platz in der Medizingeschichte der jüngeren Zeit behaupten, wird den meisten Anästhesisten, auch den medizinhistorisch interessierten, E. v. d. Porten unbekannt sein.

Bemerkenswert ist auch die Berufsbezeichnung, unter der E. v. d. Porten auf der dem Impressum folgenden Seite des ersten Heftes von *Der Schmerz* aufgeführt wird (Auflistung der namentlich aufgeführten Fachvertreter des Herausgeberkollegiums nach Spezialfächern). Gemeinsam mit McMechan, dem Herausgeber der *Current Researches in Anesthesia and Analgesia*, und Cohen, der das *British Journal of Anaesthesia and Analgesia* gegründet hatte, wird er mit „Narkose als Spezialfach" erwähnt. Wie bereits aufgezeigt, wurde der Facharzt für Anästhesie erst 1953 in Deutschland eingeführt.

Die Frage, die sich stellt, ist, warum E. v. d. Porten, der neben so illustren Persönlichkeiten als Schriftleiter der ersten deutschen Narkosezeitschrift und als erster deutscher Narkosespezialist in Erscheinung trat, in völlige Vergessenheit geraten konnte.

Diese Frage ist um so mehr berechtigt, als noch 1932 im Biographischen Lexikon der hervorragenden Ärzte der letzten 50 Jahre E. v. d. Porten aufgeführt und mitgeteilt wurde, daß seine „Arbeiten besonders dem Studium der Narkose gewidmet sind" (Fischer 1932, S. 1238).

Die weiteren Nachforschungen enthüllten ein Schicksal, das mit zahlreichen Höhepunkten der Anästhesie, aber auch den Tiefen der jüngeren deutschen Geschichte verknüpft war.

Dr. med. Ernst von der Porten (10. 5. 1884–13. 12. 1940) stammte aus einer angesehenen jüdischen Familie in Hamburg. Diese Abstammung zog ihn im Dritten Reich in die Strudel der nationalsozialistischen Judenverfolgung und ließ seine Verdienste um die Entwicklung der Anästhesie in Deutschland in Vergessenheit geraten.

Diese anläßlich seines 100. Geburtstages am 10. 5. 1984 aufzuhellen und zu werten, ist das Ziel der vorliegenden Arbeit.

1.2 Historischer Überblick über die Entwicklung der Anästhesie von der Jahrhundertwende bis zum Zweiten Weltkrieg

E. v. d. Porten studierte von 1906 bis 1908 in Heidelberg. 1908 bestand er die Ärztliche Hauptprüfung und promovierte auch in Heidelberg.

Die damals üblichen Anästhesiemethoden, die er während seiner Studienzeit kennenlernte, kann man an Hand der Narkosestatistik der Chirurgischen Universitätsklinik Heidelberg von 1890 bis 1952 aufzeigen (Killian 1954, S. 463). Um 1900 wurden die stationären Patienten fast ausschließlich in Chloroformtropfnarkose operiert. Nur ca. 10% wurden in Lokalanästhesie und weitere 10% der Patienten in Äther-, Äther-Lachgas- oder A.C.E.-Narkosen per inhalationem operiert. (Bei den A.C.E.-Gemischen handelte es sich um Mischungen aus Alkohol, Chloroform und Äther. Diese wurden von Allis 1866 eingeführt. Seine Erfolge führten später zu den

Gemischen, welche Snow untersuchte, zu dem Billroth-Gemisch sowie den Schleichschen Siedegemischen; Killian 1954, S. 20). Andere führen diese Mischungen auf Thomas Nunnely zurück, der 1848 in England die narkotischen Eigenschaften einer Mischung aus Äther mit einer Lösung Chloroform in Alkohol beschrieb (Keys 1968, S. 74).

Bei den ambulanten Operationen hielten sich bei den Betäubungsverfahren die Chloroformtropfnarkose und die Lokalanästhesie mit je ca. 35% die Waage.
(Die Lokalanästhesie wurde nach der Methode von Carl Ludwig Schleich angewendet. Sie beruhte auf einer intracutanen Infiltration mit Kokain. Schleich führte diese Methode auf dem Deutschen Chirurgenkongreß des Jahres 1892 vor; Schleich 1892, S. 121-127). Je 15% entfielen auf Äther- bzw. A.C.E.-Inhalationsnarkosen.

Die zu Beginn der ärztlichen Tätigkeit v. d. Portens üblichen Narkosemethoden wurden in den folgenden Jahrzehnten durch zahlreiche Fortschritte der Anästhesie beeinflußt. Zum besseren Verständnis sollen sie nachfolgend in chronologischer Form skizziert werden:

1896/ Die Untersuchungen von Edward Henry Embley (1896, S. 660–664) und
1897 Gurlt (1897, S. 473) bewirken die Abkehr von der Chloroformnarkose, die 1853 von John Snow eingeführt worden war, und die *Renaissance der Äthernarkose* in Deutschland (Killian 1954, S. 20).

1898 August Bier führt die *Spinalanästhesie* in die Greifswalder Klinik ein (Bier 1899, S. 361-369).

1899 H. Dresser arbeitet mit *Hedonal* (Methylpropylkarbinolurethan) in München. 1905 konnte seine Brauchbarkeit für Narkosezwecke bei intravenöser Verabreichung bestätigt werden (Keys 1968, S. 85). Schneiderlin und Korff schaffen im gleichen Jahr die Grundlage des „*Dämmerschlafs*". Sie empfehlen eine Kombination von Morphin und Scopolamin zur Narkose (Keys 1968, S. 73). Ein anderer Verfechter dieser analgetischen Methode ist C. J. Gauß (1906, S. 136–138), einer der Mitherausgeber von *Der Schmerz*.

1901 Heinrich und Bernhard Dräger entwickeln als erste in Deutschland einen *Narkoseapparat für Sauerstoff und Chloroform*. Medizinisch beraten werden sie von Otto Roth, der damals Chirurgie-Oberarzt am Allgemeinen Krankenhaus in Lübeck war (Haupt 1983, S. 1–2).

1902 Franz Kuhn berichtet erstmals über klinische *Intubationsnarkosen*. Obwohl sein Verfahren später noch oft durchgeführt wird, setzt sich seine Methode der blinden peroralen Intubation mittels eines flexiblen Metalltubus nicht durch (Killian 1954, S. 24).
Die Grundlage der intravenösen Anästhesie wird durch die Synthese des *Veronals* (Barbital) durch Emil Fischer und J. v. Mering geschaffen (Mering u. Fischer 1903, S. 97–101).

1904 Alfred Einhorn entdeckt das *Novocain* als weniger toxischen Abkömmling des Kokains (Keys 1968, S. 66).

1910 Lotheissen und Kulenkampff verwenden das *Chloräthyl* als Rausch- und „Start"-Narkotikum (Killian 1954, S. 23).

1913 James T. Gwathmey berichtet über die *Öl-Äther-Colon-Anästhesie* als rektale Form der Anästhesie (Gwathmey 1913, S. 1756–1758).

1920 Als weiteres Barbiturat wird in Deutschland das *Somnifen* (Verbindung aus Veronal und Alurat) eingeführt (Killian 1954, S. 23).
1923 In den USA wird das *Äthylen* durch A.B. Luckhardt, J.B. Carter und Isabella Herb untersucht und für Narkosezwecke viel verwendet.
In Deutschland wird unabhängig davon das *Acetylen* (in gereinigtem Zustand als *Narcylen* bezeichnet) von J.G. Gauß und H.W. Wieland (1923, S. 113–117, 158–163) zu Narkosezwecken verwendet. In Zusammenarbeit mit Ärzten der Universitätsklinik Würzburg entsteht eine spezielle Narkosemaschine, der *Dräger-Narcylennarkoseapparat nach Gauß und Wieland* (Haupt 1983, S. 10–12). Das Narcylen konnte sich aber wegen seiner Brennbarkeit nicht durchsetzen.
1924 *Dial* (Diallylbarbitursäure) wird von Bogendörfer in Würzburg für Anästhesiezwecke erstmals benutzt (Bogendörfer 1924, S. 437–438).
Solästhin (Äthylenchlorid), auch Solestin bezeichnet, wird von Hosemann klinisch verwendet (Killian 1954, S. 21). In diesem Jahr führen Sudeck und Schmidt die *Lachgas-Sauerstoff-Narkose* in der Universitätsklinik Hamburg-Eppendorf ein (Haupt 1983, S. 10–12; Wawersik 1982, S. 546–547). Gleichzeitig wird zusammen mit der Firma Dräger ein *Kreisatmungssystem mit Kohlensäureabsorption* entwickelt. Es handelt sich um den Narkoseapparat nach Sudeck-Schmidt, der von der Firma Dräger als „Modell A" auf den Markt gebracht wird (Haupt 1983, S. 10–12; Wawersik 1982, S. 546–547).
1926 H. Butzengeiger in Deutschland wendet als erster *Avertin* (Tribromäthylalkohol) in der rektalen Anästhesie für klinische Zwecke an (Butzengeiger 1927, S. 712–713). Es zeigt sich aber, daß die Narkose mit diesem Mittel mit erheblichen Gefahren verbunden ist.
1927 R. Bumm führt das *Pernokton* (auch Pernoston genannt) als erstes intravenöses Barbituratnarkotikum ein, das sich durchsetzen kann (Killian 1954, S. 23).
1928 Während in den USA bereits 1922 die *Current Researches in Anesthesia and Analgesia* als offizielles Organ der im gleichen Jahr gegründeten *International Anesthesia Research Society* von McMechan herausgegeben wurden und 1923 das *British Journal of Anaesthesia* in England unter Cohen erschien, wird in Deutschland erst in diesem Jahr eine anästhesiologische Fachzeitschrift gegründet. Es erscheint *Der Schmerz*, allerdings gleichzeitig mit *Narkose und Anästhesie*. Beide vereinigen sich 1929 zu *Schmerz, Narkose und Anästhesie* und erscheinen bis 1945.
1932 Das *Evipan* wird von H. Weese und W. Scharpff beschrieben (Weese 1933, S. 47–48).
1934 Waters, Neff und Rovenstine führen das 1884 von dem deutschen Chemiker Freund gefundene *Cyclopropan* in die Narkose ein (Stiles et al 1934, S. 56–60).

Die Entwicklungen auf dem Gebiet der Anästhesie in Deutschland zu einer Zeit, als E. v. d. Porten auf dem Höhepunkt seines ärztlichen Schaffens stand, zeigen, welche Fortschritte seit der Jahrhundertwende erzielt wurden. Das Aufgabengebiet des mit der Narkose beauftragten Arztes war immer komplexer geworden und die Anforderungen wuchsen.

In den angloamerikanischen Ländern wurde diesen Entwicklungen durch die Gründung der „Society of Anaesthetists" 1893 in London und der „American Society of Anesthetists" 1912 Rechnung getragen.

In Deutschland wurde aber erst nach dem Zweiten Weltkrieg 1953 die „Deutsche Gesellschaft für Anästhesie" gegründet und der Facharzt für Anästhesiologie geschaffen.

Das bibliographische Werk Ernst v. d. Portens, dessen „Arbeit überwiegend dem Studium der Narkose gewidmet war" (Fischer 1932, S. 1238), spiegelt die zuvor geschilderten Entwicklungen der Anästhesie in Deutschland wieder und soll daher ausführlich in den später folgenden Abschnitten besprochen werden.

1.3 Einbindung des Themas in die Zeitgeschichte

Um das Leben und Werk v. d. Portens verstehen und werten zu können, muß man neben den medizinhistorischen Entwicklungen auch die zeitgeschichtlichen Strömungen und Verhältnisse berücksichtigen, die den Lebensweg v. d. Portens beeinflußten.

Bei den Nachforschungen über ihn stellte sich früh heraus, daß v. d. Porten jüdischer Abstammung war. Sein Leben dokumentiert ein deutsch-jüdisches Schicksal von der Zeit des Kaiserreichs bis zum Zweiten Weltkrieg.

Exemplarisch wird dieses Schicksal in den Memoiren seines Schwagers, des Hamburger Staatsrates der Finanzdeputation Dr. Leo Lippmann (26. 5. 1881 – 10. 6. 1943), vorgestellt. Die Lebenserinnerungen, die er von 1934/35 bis 1941 niederschrieb, sind eine wertvolle Quelle für die politischen und sozialen Verhältnisse seiner Zeit. In diesen Memoiren ist auch eine Geschichte der Familie v. d. Porten enthalten (Lippmann 1964).

Ernst v. d. Porten wurde am 10. 5. 1884 als Kind wohlhabender jüdischer Bürger in Hamburg geboren. Sein Vater besaß keine religiöse Bindung an das Judentum und fühlte sich stets nur als Jude von Abstammung. Einen Ersatz für den Glauben seiner Väter fand er im Monismus (Lippmann 1964, S. XXX), einer freigeistigen Bewegung, die sich auf die Schriften Ernst Haeckels stützte und sich gegen christlich-dogmatische Überzeugungen wandte.

Die Familie v. d. Porten war ein Beispiel für die Assimilation, d. h. die Anpassung des jüdischen Glaubens an die Lebensbedingungen der deutschen Umwelt. Diese Assimilation war so weitgehend, daß Julius von Eckhardt zur Zeit der Reichsgründung 1848 über die Hamburger Juden urteilt (Lippmann 1964, S. 102):

„Eine besondere Gruppe innerhalb der hamburgischen Gesellschaft bildeten die zahlreichen, zumeist wohlhabenden Juden. Politisch längst emanzipiert, als Geschäftsleute, Advokaten, Richter, Gelehrte usw. ihren christlichen Mitbürgern gleichgestellt und vielfach in angesehene Stellungen getreten, bildeten die teilweise von Geschlechtern holländischer und spanisch-portugiesischer Flüchtlinge entsprossenen Hamburger Juden ein in der Summe außerordentlich tüchtiges und nützliches Element der Bevölkerung. Da Religions- und Rassenhaß gegen die „Semiten" in dem alten Hamburg nicht bestanden hatte, waren die einstigen Fremdlinge gute, den Interessen der Stadt aufrichtig ergebene Hamburger geworden."

Werner Jochmann zählt die Familie v. d. Porten zur Gruppe der „Pöseldorfer Juden". Es handelte sich um die Mehrheit der alteingesessenen Hamburger Juden, die sich nach dem Ende des Ersten Weltkrieges gegen die jüdischen Einwanderer aus dem Osten wehrte, weil sie die weitere Assimilation behindert hätten (Lippmann 1964, S. XXVI).

„Diese stolzen und selbstbewußten Hamburger, deren vorbildliche soziale Leistungen aus dem Leben der Stadt ebensowenig wegzudenken sind wie ihre hohe Kultur und Geistigkeit, wollten nicht mit einer ihnen sozial und in ihrem ganzen Lebensempfinden fremden Menschengruppe identifiziert werden" (Lippmann 1964, S. XXX-XXXI).

Ernst von der Porten wuchs in den letzten Jahrzehnten des 19. Jahrhunderts auf, als Handel und Industrie einen raschen Aufschwung nahmen. Es war eine Zeit wachsenden häuslichen Wohlstandes und allgemeiner Zukunftsgläubigkeit. „Religiöse Vorurteile oder gar antisemitische Tendenzen waren in diesen Jahrzehnten in Hamburg noch nicht gesellschaftsfähig. Sofern derartigen Zeitströmungen gehuldigt wurde, bekannte sie mit Rücksicht auf das Ansehen der jüdischen Familien Hamburgs niemand öffentlich" (Lippmann 1964, S. XVI). Seine Familie gehörte zur konservativen Oberschicht (Lippmann 1964, S. XXVI) und lebte in den Vorstellungen des nationalliberalen Bürgertums (Lippmann 1964, S. XXV). Die v. d. Portens waren wohlhabend und bejahten die soziale Ordnung des Kaiserreichs (Lippmann 1964, S. XXVI). Eine zusätzliche patriotische Erziehung wurde dann von der Schule übernommen.

Aber es war auch die Zeit einer chauvinistisch-imperialistischen, alldeutschen Bewegung. Die Dreyfus-Affäre in Frankreich 1894 offenbarte das Scheitern der jüdischen Assimilation im Westen und provozierte den Zionismus. Bis zur Jahrhundertwende war der Antisemitismus in Hamburg nur latent. „Trotz entschiedener Judenfreundlichkeit schloß sich aber das Althamburgertum in sozialer Rücksicht gegen das jüdische Element ab. Von verschwindenden Ausnahmen abgesehen, standen auch die reichen und angesehenen Juden außerhalb der „Gesellschaft". Sie bildeten, einerlei ob getauft oder nicht getauft, eine Welt für sich, die sich – wie allenthalben – durch geistige Regsamkeit und lebhafteste Empfänglichkeit für allgemeine Interessen auszeichnete, rücksichtlich ihres äußeren Zuschnittes indessen so hamburgisch wie immer möglich aussah" (Lippmann 1964, S. 102).

In den beiden Jahrzehnten vor dem Ersten Weltkrieg wuchs aber auch der Antisemitismus in Hamburg stark an. Antisemitische Verbände und die Deutschsoziale (später Deutschvölkische) Partei hatten in Hamburg ihre stärksten und aktivsten Organisationen (Lippmann 1964, S. 102).

Dennoch gab es für die ganze Gruppe der „Pöseldorfer Juden" zu Beginn des Ersten Weltkrieges gar keinen Zweifel darüber, daß Deutschland ihr Vaterland war, für das sie rückhaltlos mit Gut und Blut einzustehen hatten (Lippmann 1964, S. XXVI).

Nach dem Ersten Weltkrieg erlebte v. d. Porten die Inflationszeit mit ihren wirtschaftlichen Umschichtungen und politischen Wirren. Seit 1919 überboten sich die Deutschnationalen und Völkischen in Hamburg geradezu an Gehässigkeiten und Anschuldigungen gegen die alteingesessenen und angesehenen Juden. Später traten die Nationalsozialisten in diese Fußstapfen, wenn sie auch taktisch weit geschickter als ihre völkischen Vorläufer waren (Lippmann 1964, S. XXVII).

Am 30. 1. 1933 kommt es zur Machtergreifung der NSDAP und zu den ersten antisemitischen Anordnungen. Am 8. 3. 1933 zieht die NSDAP auch in den Hamburger Senat ein.

Am 15. September 1935 werden auf dem Parteitag in Nürnberg grundlegende Gesetze gegen die Juden als Staatsbürger und als eine „der arischen wesensfremden Rasse" erlassen.

Auf Grund der Verordnung vom 25. Juli 1938 erlöschen die Bestallungen jüdischer Ärzte am 30. September 1938. Zur Behandlung von Juden werden aus dem Kreise der früheren Ärzte auf Widerruf „Krankenbehandler" zur Ausübung einer ärztlichen Tätigkeit zugelassen. Mit dem Erlöschen der Bestallung der jüdischen Ärzte wurde auch ihre Eintragung ins Arztregister für die kassenärztliche Versorgung hinfällig.

Die 8. Verordnung zum Reichsbürgergesetz vom 17. Januar 1939 bestimmte, daß die Bestallung jüdischer Zahnärzte, Tierärzte und Apotheker am 31. Januar 1939 erlischt:

§ 2 (1) „Juden ist die Ausübung der Heilkunde einschließlich der Zahnheilkunde und der Tierheilkunde verboten".

Das Schicksal E. v. d. Portens muß auch vor dem Hintergrund dieser politischen und sozialen Umwälzungen gesehen werden, die schließlich sein wissenschaftliches Lebenswerk mitbestimmten.

2 Zielsetzung und methodischer Ansatz

Der einzige Hinweis auf Ernst von der Porten, der als Ausgangspunkt für die weiteren Recherchen nach ihm diente, war das Impressum von *Der Schmerz* I (1928). Es führt, neben C. J. Gauß – Würzburg und Herm. Wieland – Heidelberg, E. v. d. Porten – Hamburg, als Mitglied der Schriftleitung auf.

Diese Angabe ließ den Schluß zu, daß v. d. Porten während der zwanziger und dreißiger Jahre als Arzt in Hamburg gelebt und gearbeitet haben mußte. Davon ausgehend wurde versucht, die biographischen Daten und das medizinische Werk Ernst v. d. Portens zu erforschen.

2.1 Ermittlung der Biographie Ernst v. d. Portens

Wenn v. d. Porten in Hamburg als Arzt tätig war, wie es das Impressum von *Der Schmerz* angibt, so mußte er in Hamburg und den dortigen ärztlichen Standesorganisationen und öffentlichen Institutionen Spuren hinterlassen haben.

Durch schriftliche und persönliche Zusammenarbeit mit den entsprechenden Hamburger Einrichtungen und Ämtern konnten Informationen über v. d. Porten gesammelt werden. Insbesondere die im Hamburger Staatsarchiv gefundenen Memoiren Dr. Leo Lippmanns, die eine Geschichte der Familie v. d. Porten enthalten, stellten einen wichtigen Schlüssel zu seinem Leben dar.

Nachdem die Lebensdaten bekannt waren, wurde versucht, eventuell noch lebende Angehörige zu finden. Da in Hamburg keine Familienangehörigen mehr registriert sind, wurde ein Hinweis Leo Lippmanns auf den älteren Bruder von Ernst v. d. Porten, Paul von der Porten, interessant. Er berichtet, daß „sein Schwager Dr. Paul von der Porten mit seiner Frau und seiner jüngsten Tochter dem ältesten Sohne folgte, der schon früher in New York eine neue Heimat gefunden hatte" (Lippmann 1964, S. 632).

Während ein Versuch fehlschlug, über den Immigration and Naturalization Service (INS), New York (Schreiben vom 30. 1. 1983), Angehörige in den USA zu finden, gelang dies durch einen Hinweis von Prof. Dr. Herbert A. Strauß (Schreiben vom 7. 4. 1983) über eine Suchanzeige in der deutschsprachigen Emigrantenzeitung *Aufbau*. So konnte über Irma v. d. Porten-Sandage und Gerhard v. d. Porten, eine Tochter bzw. einen Sohn von Paul v. d. Porten, eine Verbindung zu Frau Dr. med.

Gerda Ottenstein, der einzigen noch lebenden Tochter Ernst v. d. Portens, hergestellt werden. Dieser Kontakt ermöglichte es, weitere Bausteine zu seinem Leben beizutragen.

Versuche, über entsprechende Institutionen Hinweise auf die Leidensgeschichte v. d. Portens während der NS-Zeit zu erhalten, schlugen leider fehl.

Biographische Daten konnten schließlich noch aus seinen Artikeln in medizinischen Fachzeitschriften gewonnen werden. Originalia, Referate und Erwähnungen Ernst von der Portens gaben noch manchen Hinweis, der die Lebensgeschichte abrundet.

Nachfolgend sind die Personen und Institutionen in alphabetischer Reihenfolge aufgeführt, mit deren Hilfe versucht wurde, den Lebenslauf v. d. Portens zu rekonstruieren.

Ärztekammer Hamburg
Allgemeines Krankenhaus St. Georg, Hamburg
„Aufbau", 2121 Broadway, New York (USA)
Berlin Document Center
Einwohner-Zentralamt Hamburg
Gelehrtenschule des Johanneums, Hamburg
Hamburgische wissenschaftliche Stiftung
Handelskammer Hamburg
Immigration and Naturalization Service, New York (USA)
Internationaler Suchdienst, Arolsen
Jüdische Gemeinde in Hamburg
Kassenärztliche Bundesvereinigung, Köln
Militärgeschichtliches Forschungsamt, Freiburg i.Brsg.
Prof. Dr. H. W. Opderbecke, Berufsverband Deutscher Anästhesisten
Dr. med. Gerda Ottenstein, Schaan (Fürstentum Liechtenstein)
Patriotische Gesellschaft von 1765, Hamburg
Gerhard P. von der Porten, Chapel Hill, NC (USA)
Irma von der Porten-Sandage, Oxford, Ohio (USA)
Kenneth P. von der Porten, Ph.D., Temple, Texas (USA)
Priv.-Doz. Dr. Heinz Rodegra, Hamburg-Rissen
Gabriele D. Schiff, Forest Hills, NY (USA)
W. Schwarz, Institut für Anästhesiologie der Universität Erlangen
Staatsarchiv Hamburg
Prof. Dr. Herbert A. Strauß, Zentrum für Antisemitismusforschung an der TU Berlin
Suchdienst des Deutschen Ärzteverlages, Köln
Verein für Hamburgische Geschichte
Zentrale Stelle der Landesjustizverwaltungen, Ludwigsburg

2.2 Ermittlung des bibliographischen Werks von Ernst v. d. Porten

Die gegebenermaßen erste Quelle, deren Durchsicht auf Beiträge und Äußerungen v. d. Portens erfolgte, waren die Hefte des von ihm mitbegründeten Fachblattes *Der Schmerz*. Ebenso die nach Vereinigung mit *Narkose und Anästhesie* 1929 folgenden Exemplare von *Schmerz, Narkose und Anästhesie*. Die Originalia v. d. Portens verwiesen wieder auf andere Originalarbeiten von ihm. Die Referate und Literaturverzeichnisse der Originalia von anderen Autoren wurden auf Hinweise nach v. d. Porten gesichtet.

Außerdem wurden der Index Medicus und der Index Catalogue of the American General's Surgeon überprüft.

Als letzter Schritt wurden die damals geläufigen medizinischen Fachzeitschriften in den in Frage kommenden Zeitabschnitten untersucht. Berücksichtigt wurden alle Verfasser- und Namensregister. Eine Übersicht der gesichteten Zeitschriften, des Zeitraums, für den die Überprüfung erfolgte, und die Art des Registers wird im folgenden Abschnitt beigefügt.

Der Schmerz (1928), s. o.
Narkose und Anästhesie (1928), s. o.
Schmerz, Narkose und Anästhesie (1929–1944), s. o.
Anesthesiology (1940–1950), Autorenverzeichnis
British Journal of Anaesthesia (1923–1942), Index
Current Researches in Anesthesia and Analgesia (1922–1925),
Originalia, Zitate, Current Index (1924–1940),
The Current Index of Anesthesia and Analgesia
Deutsche medizinische Wochenschrift (1910–1945),
Originalia, Referate, Namensverzeichnis
Klinische Wochenzeitschrift (1922–1942), Originalia, Referateverzeichnis
Die medizinische Klinik (1910–1942), Verfasserregister
Die medizinische Welt (1927–1944), Autorenregister
Münchner medizinische Wochenschrift (1910–1940), Namensregister
Die Therapie der Gegenwart (1910–1944), Personenregister
Zentralblatt für Chirurgie (1908–1942), Originalia, Referateverzeichnis
Index medicus, Series I (1900–1902), Index of Authors
Index medicus, Series II (1903–1945), Index of Authors
Index Catalogue of the American General's Surgeon, Third Series (1918–1932)

2.3 Kommentar zur Methodik

Die Schwierigkeiten bei den Nachforschungen zur Biographie v. d. Portens beruhen einmal auf der teilweise vorsätzlichen Vernichtung von Archivmaterial im Dritten Reich. Auf der anderen Seite sind Unterlagen durch die Zerstörungen des Zweiten Weltkrieges verlorengegangen.

Personen, die direkt Informationen über ihn hätten geben können, sind durch die Verfolgung während der NS-Zeit fast alle ausgelöscht worden.

Bei der Durchsicht nach bibliographischem Material liegt die Schwierigkeit darin, daß zwar bereits zahlreiche medizinische Zeitschriften existierten, aber eine Erfassung der Autoren und Literaturverzeichnisse in Datenbanken nicht vorliegt. Nur die Durchsicht der entsprechenden Jahrgänge ermöglichte das Auffinden der Beiträge v. d. Portens.

3 Biographie Dr. med. Ernst v. d. Portens

3.1 Die Vorfahren

Der soziale und politische Hintergrund der Abstammung v. d. Portens und die mit ihr verbundene Problematik wurden bereits in 1.3 erörtert. An dieser Stelle wird auf die Geschichte der Familie v. d. Porten eingegangen, um die Einbindung des Lebens Ernst v. d. Portens in die allgemeine Zeitgeschichte mit ihrer zuvor geschilderten Dynamik aufzuzeigen.

Wesentliche Grundlage der folgenden Ausführungen sind die Memoiren Dr. Leo Lippmanns, die eine Geschichte seiner Familie und der seiner Ehefrau Anna Josephine Lippmann, geb. v. d. Porten, enthalten. Er schrieb sie nach seiner Entlassung als Hamburger Staatsrat 1933 durch die Nationalsozialisten bis 1941 nieder (Lippmann 1964, S. XXXII, XXXIV).

Ein ausführliches Kapitel ist seinen Schwiegereltern, den Eltern seines Freundes und Schwagers Ernst v. d. Porten, Dr. med. Maximilian und Adele von der Porten, geb. Goldschmidt, gewidmet (Lippmann 1964, S. 68–74).

3.1.1 Der Vater Dr. med. Maximilian von der Porten (26. 3. 1850 – 5. 11. 1924)

Er stammte väterlicherseits von einer holländischen Familie ab, die seit etwa 1630 in Hamburg-Altona ansässig war, und mütterlicherseits aus einer seit vielen Jahrzehnten in Hamburg ansässigen Familie. Die älteren Vorfahren waren angesehene, wohlhabende Kaufleute gewesen. Sein am 14. Mai 1819 in Hamburg geborener Vater Dr. med. Sally von der Porten wurde der erste Arzt der Familie. Maximilian v. d. Porten wurde am 26. 3. 1850 in Hamburg geboren. Bis zu seinem neunten Lebensjahr besuchte er eine private Vorschule. Nach der Elementarschule kam er in die Schleidensche Privatschule. Von der Tertia an wurde er Schüler der altehrwürdigen Gelehrtenschule des Johanneums.

Auf den Universitäten Heidelberg und Berlin studierte er bei Virchow, Helmholtz, Frerichs und Traube. Nach Famulusjahren bei letzterem wurde er Assistenzarzt am Allgemeinen Krankenhaus St. Georg in Hamburg. Nach dem Tode seines Vaters übernahm er fünfundzwanzigjährig dessen große Praxis.

Neben seiner ärztlichen Tätigkeit war er auch noch philosophisch-naturwissenschaftlich und dichterisch tätig. Zahlreiche Veröffentlichungen bezeugen seine rege Aktivität auf diesem Gebiet, wie „Der Sieg des Monismus in der modernen

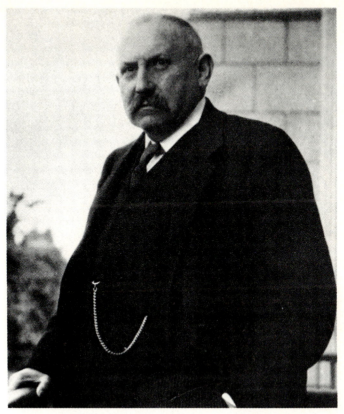

Abb. 3. Dr. Maximilian v. d. Porten, 1917 (Aus: Lippmann 1964, S. 32, 33)

Tragödie" (1908), „Entstehung von Empfindung und Bewußtsein" (1910), „Energetischer Materialismus" (1924) usw.

In den Schriften Ernst Haeckels fand er seine Lebensauffassung und Weltanschauung bestätigt. Zusammen mit dem ihm weltanschaulich nahestehenden Prof. Wilhelm Ostwald leitete er den „Deutschen Monistenbund".[1]

„Optimismus, Pflichttreue und geistige Interessen blieben ihm trotz eines schweren Herzleidens, das am 5. 11. 1924 zu seinem Tode führte, auch in den letzten Jahren erhalten" (Lippmann 1964, S. 72).

---

[1] Monistenbund: 1904 von E. Haeckel in den „Thesen zur Organisation des Monismus" geforderter und 1906 gemeinsam mit A. Kalthoff in Jena begründeter Zusammenschluß von Freidenkern, der sich in scharfer Polemik gegen christlich-dogmatische Überzeugungen wandte. Der Monistenbund war seit 1929 sozialistisch geprägt, wurde 1933 aufgelöst, 1946 neu gegründet und 1956 in „Freigeistige Aktion – Deutscher Monistenbund" umbenannt

3.1.2 Die Mutter Adele v. d. Porten, geb. Goldschmidt (1. 7. 1858 – 18. 5. 1941)

Sie wurde am 1. 7. 1858 in Mainz geboren. Ihre Vorfahren waren wohlhabende Kaufleute und Industrielle. Sie wuchs in einem „heute nicht mehr bekannten Luxus auf" (Lippmann 1964, S. 73). Einer ihrer sechs Geschwister war Dr. Victor Goldschmidt, Professor für Kristallographie und Mineralogie in Heidelberg (1853-1933). Sie zeichnete sich bis in ihr hohes Alter durch ein reges Interesse für alle Geistesfragen aus. Gemeinsam mit ihrem Gatten gestaltete sie die Erziehung ihrer fünf Kinder reich an geistigen Anregungen.

Nach dem Tode ihres Mannes bewohnte sie noch bis 1929 ein Haus in der Tesdorpfstraße Nr. 5 und zog dann nach Hamburg, Böttgerstr. 5, wo sie in einem seit 1918 im Eigentum der v. d. Portenschen Familie befindlichen Einzelhaus lebte. „Trotz ihres hohen Alters bewies sie bis zu ihrem Tod ihren verbliebenen Angehörigen immer wieder ihre Liebe durch die Tat und gab ihnen stets neue Anregungen" (Lippmann 1964, S. 632).

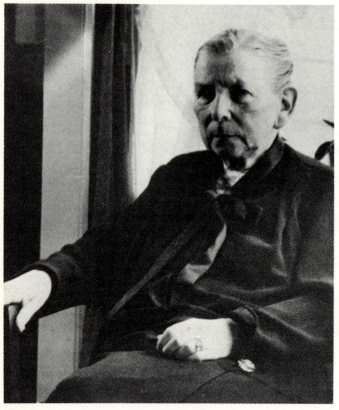

Abb. 4. Adele v. d. Porten, geb. Goldschmidt, 1939 (Aus: Lippmann 1964, S. 32, 33)

3.2 Seine Geschwister

Ernst v. d. Porten hatte vier Geschwister

3.2.1 Dr. med. Paul Maximilian v. d. Porten (1879 – 1964)

Er war, wie sein Vater und sein jüngerer Bruder Ernst, Arzt (Lippmann 1964, S. 74). Er arbeitete über Haut- und Geschlechtskrankheiten und wie sein Bruder betätigte er sich wissenschaftlich. Verschiedene Arbeiten von ihm ließen sich in den medizinischen Zeitschriften seiner Zeit finden, wie „über eine neue Anordnung der Syphilisbehandlung" (P. v. d. Porten 1925), „Tuberculosis serpiginosa universalis" (P. v. d. Porten 1918), „über Carvasept und Carvaseptpaste" (P. v. d. Porten 1932). Wie sein Bruder war er in dem Ärztlichen Verein in Hamburg engagiert (Gürich 1925).

Beide müssen zu ihrer Zeit recht bekannt in Hamburg gewesen sein, da Max Warburg[2] anläßlich der Totenrede für Maximilian v. d. Porten 1924 urteilt: „Er durfte sich schon einer Familientradition im Beruf erfreuen und in späteren Jahren diese Tradition auf zwei seiner im gleichen Beruf erfolgreichen Söhne übertragen" (Lippmann 1964, S. 69). Während des Ersten Weltkrieges war Paul Maximilian v. d. Porten von 1914 bis Ende 1916 als Militärarzt tätig (Lippmann 1964, S. 88). Nach Angaben von Lippmann (1964, S. 632) wanderte er zwischen 1936 und 1939 mit Frau und jüngster Tochter zum ältesten Sohn nach New York aus.

Hier arbeitete er als „Blutspezialist" (Kenneth P. v. d. Porten, Temple, Texas (USA), Mitteilung vom 8. 7. 1984). Ein Sohn von ihm ist Gerhard v. d. Porten, Chapel Hill, NC, USA (Schreiben vom 9. 4. 1984). Außerdem lebt noch eine Tochter, Frau Irma v. d. Porten-Sandage in Oxford, Ohio (Schreiben vom 1. 4. 1984). Einer seiner Enkel ist Edward v. d. Porten, Autor der „History of the German navy in World War II (1975)". Gewidmet ist sie seinem Großvater Paul M. v. d. Porten, „Physician, author, historian of Hamburg and New York".

3.2.2 Walter v. d. Porten

Walter von der Porten setzte die medizinische Familientradition nicht fort, sondern war Kaufmann von Beruf (Lippmann 1964, S. 74). Über sein Schicksal ließ sich nur eruieren, daß er in den vierziger Jahren gestorben sein soll (Ottenstein, Schreiben vom 2. 10. 1984).

3.2.3 Richard v. d. Porten

Er war ebenfalls Kaufmann (Lippmann 1964, S. 74). Am 12. 5. 1916 fiel er als einfacher Soldat in Rußland (Lippmann 1964, S. 88).

---

2 (Mitinhaber des Bankhauses M. M. Warburg & Co., das bis 1931 als die größte und angesehenste Privatbank Deutschlands galt)

3.2.4 Anna Josephine v. d. Porten

Sie lernte ihren Mann, den späteren Hamburger Staatsrat Dr. Leo Lippmann, bei einer Tanzveranstaltung im Hause ihrer Eltern kennen. Er war als „Bruder des mit dem Bruder Ernst von der Porten befreundeten Artur Lippmann" eingeladen worden (Lippmann 1964, S. 68).

Am 2. 2. 1906 verlobten sie sich und heirateten am 17. 9. 1906. Die Hochzeit im Uhlenhorster Fährhaus wurde von seinem Schwiegervater Maximilian v. d. Porten und seinem Sohn Ernst durch „eine amüsante und geistreiche Aufführung verschönt" (Lippmann 1964, S. 72).

Nachdem ihr Mann eines der höchsten öffentlichen Ämter der Stadt Hamburg als Staatsrat der Finanzdeputation erreicht hatte, wurde er wegen seiner jüdischen Abstammung im März 1933 aus dem Staatsdienst entlassen. Nach zunehmender Demütigung und Verfolgung durch die Nationalsozialisten schieden beide in der Nacht vom 10. zum 11. 6. 1943 aus dem Leben.

3.3 Kindheit, Jugendjahre und Studienzeit Ernst v. d. Portens

Geboren wurde Ernst v. d. Porten am 10. 5. 1884 in Hamburg. Seine Eltern bewohnten seit 1882 ein kleines, behagliches Haus in der Tesdorpfstraße Nr. 5, das schon in den zwanziger Jahren des 19. Jahrhunderts erbaut und von ihnen vor ihrem Einzug modernisiert und ausgebaut worden war (Lippmann 1964, S. 68).

Die Atmosphäre, in der Ernst v. d. Porten und seine Geschwister aufwuchsen, schildert Lippmann (1964, S. 74): „Von hervorragenden Eltern treu und sorgsam behütet und erzogen, erlebten meine Frau Anna Josephine und ihre vier Brüder: der Arzt Dr. Paul Maximilian, der Kaufmann Walter, der Arzt Dr. Ernst und der 1916 verstorbene Kaufmann Richard eine so schöne und sonnige Jugend, wie sie selbst in den damaligen glücklicheren Zeiten nur wenigen Kindern beschieden war."

Von Michaelis 1890 bis Michaelis 1893 besuchte er die Vorschule des Herrn G. A. Thomsen. Eine dieser Privatschulen hatte ja auch sein Vater besucht, die damals „sehr beliebt" waren (Lippmann 1964, S. 69).

Nach Bestehen der Aufnahmeprüfung besuchte er das Wilhelm-Gymnasium in Hamburg von 1893 bis Michaelis 1897. Aus dieser Schule gingen zahlreiche bekannte Persönlichkeiten Hamburgs wie der Architekt Hans Gerson und die Richter Walter Rudolphi und Franz Goldmann hervor.

Von Neujahr 1893 bis Ostern 1903 besuchte er das Realgymnasium des Johanneums, das er mit dem Zeugnis der Reife verließ (v. d. Porten, 1908, Lebenslauf). Das Realgymnasium des Johanneums war in dem Gebäude am Steintorwall untergebracht, das in den dreißiger Jahren das Kunstgewerbemuseum enthielt. Das Gebäude beherbergte auch damals schon neben der Schule das – allerdings weit weniger umfangreiche – Museum, ferner die Gewerbeschule und auch Teile des Museums für Hamburgische Geschichte.

Dagegen besuchten sein Vater Maximilian und sein Großvater Sally die Gelehrtenschule des Johanneums (Schreiben vom 8. 2. 1983). Nähere Unterlagen über die

Schulzeit Ernst v. d. Portens sind nicht verfügbar, da die Unterlagen des Realgymnasiums des Johanneums mit dem Gebäude im Zweiten Weltkrieg vernichtet wurden.

Dem Vorbild seines Großvaters, seines Vaters und seines Bruders folgend, begann v. d. Porten mit dem Medizinstudium. Von 1903 bis 1905 studierte er fünf Semester an der Universität von Freiburg i. Brsg. und legte hier am 31. 7. 1905 seine Ärztliche Vorprüfung ab. Das Wintersemester 1905/06 verbrachte er an der Universität München. Anschließend wechselte er an die Universität Heidelberg, an der er sich von Ostern 1906 bis 1908 immatrikulierte.

Die Ärztliche Hauptprüfung absolvierte er vom 21. März bis 16. Juni 1908. Im gleichen Jahr veröffentlichte er seine Dissertation über die „Erfolge der Crede'schen Prophylaxe an der Heidelberger Frauenklinik". Diese Arbeit widmete er seinem Vater „in Verehrung und Dankbarkeit". Eine Danksagung gilt auch seinem „Lehrer Geh. Hofrat von Rosthorn". Interessant ist neben der Angabe eines Lebenslaufs noch die Angabe v. d. Portens: „Ich bin bekenntnislos". Diese Aussage spiegelt den Entwicklungsprozeß wieder, in dem er sich befindet. Eine religiöse Bindung an das Judentum besitzt er nicht mehr.

3.4 Beruflicher und privater Werdegang bis zur Gründung von *Der Schmerz*

Nach seiner Ärztlichen Hauptprüfung arbeitet Ernst v. d. Porten wie sein Vater Maximilian vor ihm zunächst als Medizinalassistent am Allgemeinen Krankenhaus St. Georg in Hamburg. Er beginnt auf der II. chirurgischen Abteilung, die unter der Leitung des Oberarztes Dr. Sudeck steht. Paul Sudeck (1866–1945) wurde 1919 a. o. und 1923 o. Professor der Chirurgie an der neugegründeten Universität Hamburg und prägte als Chirurg den Begriff der Sudeckschen Atrophie. Unter ihm veröffentlichte v. d. Porten noch als Medizinalassistent seine erste klinische Arbeit als Arzt. Hier arbeitet er von 1908 bis 1909.

Am 15. 9. 1909 erhält er nach seiner Medizinalassistentenzeit die Bestallung als Arzt (Hamburger Ärztekammer, Schreiben vom 30. 1. 1981).

Am 23. 9. 1909 „erscheint im Medizinalamt (der Stadt Hamburg, Anm. d. Verf.) Herr Dr. med. et chir. Ernst von der Porten und erklärt unter Vorlage seiner ordnungsgemäßen Approbationsurkunde als Arzt seine Absicht, „sich zum Zwecke der Ausübung der Heilkunde im hamburgischen Staatsgebiete niederzulassen". Nachdem derselbe darauf hingewiesen, „daß er die Ärzteverordnung und alle sonstigen Gesetze und Verordnungen, welche sich auf die Ausübung der ärztlichen Praxis beziehen, zu befolgen habe", wurde er in die Matrikel der hamburgischen Ärzte aufgenommen (Matrikel der Hamburger Ärzte, Medizinalkollegium, I C 11, Band IV, S. 26).

1910 berichtet v. d. Porten als Assistenzarzt aus der Direktorialabteilung des Allgemeinen Krankenhauses St. Georg. Leiter der Abteilung ist Prof. Theodor Deneke, der seit 1901 Direktor des Medizinischen Kollegiums war.

1911 läßt sich v. d. Porten in Hamburg, Mittelweg 118, als praktischer Arzt nieder (Hamburger Ärztekammer, Schreiben vom 31. 1. 1981). Neben seiner Allgemeinpraxis war er, „was damals selten war, am Allgemeinen Krankenhaus St. Georg hin und wieder als Narkosearzt tätig. Insbesondere narkotisierte er für den Chirurgen Prof. Ringel, hauptsächlich Privatpatienten" (Ottenstein, Schreiben vom 2. 10. 1984).

Am 26. 11. 1911 heiratet er Friederike Frieda Alexander, geboren am 2. 12. 1885 in Hamburg (Einwohnerzentralamt Hamburg, Schreiben vom 18. 1. 1984).

Im folgenden Jahr, am 9. 10. 1912, wird seine Tochter Gerda von der Porten geboren (Einwohnerzentralamt Hamburg, Schreiben vom 18. 1. 1984).

Sie setzt die ärztliche Tradition der Familie fort und studiert Medizin in Heidelberg und Zürich. In Zürich promoviert sie auch. 1942 heiratet sie einen deutschen Witwer in Schaan (Liechtenstein), dessen Kinder sie aufzieht. Ab 1950 übt sie zahlreiche ärztliche Vertretungen in der Schweiz aus und war zuletzt am schweizerischen Krankenhaus Grabs tätig. Sie ist seit Januar 1984 verwitwet und lebt zur Zeit in Schaan (Ottenstein, Schreiben vom 2. 10. 1984).

Im August 1914 beginnt der Erste Weltkrieg. Wenige Monate später kommt Porten's zweite Tochter Hanna Irene in Hamburg zur Welt. Sie heiratet am 12. 9. 1934 in Amsterdam (Einwohnerzentralamt Hamburg, Schreiben vom 18. 1. 1984). Nach Mitteilung von Dr. Gerda Ottenstein, geb. v. d. Porten, stirbt sie Ende der dreißiger Jahre an ihrem ersten Kind (Schreiben vom 2. 10. 1984).

Im Jahr des Kriegsbeginns veröffentlicht Ernst v. d. Porten weiterhin wissenschaftliche Artikel aus dem Allgemeinen Krankenhaus St. Georg, obwohl er sich bereits 1911 als prakt. Arzt niederließ (v. d. Porten 1914 a, b). Als aufrechter Deutscher, der sich mit seinem Vaterland verbunden fühlte, wurde v. d. Porten zur Armee eingezogen. Allerdings „mußte er nach kurzer Waffenausbildung als kriegsuntauglich entlassen werden" (Lippmann 1964, S. 88). Anschließend war er Sanitätsoffizier d. B. (Hamburger Ärztekammer, Schreiben vom 30. 1. 1981) und während des Ersten Weltkrieges im Gegensatz zu seinen Brüdern Paul Maximilian und Richard nicht für längere Zeit aktiv. Da er noch bis 1918 aus dem Allgemeinen Krankenhaus St. Georg berichtet, scheint er während der Kriegszeiten seine Praxis weitergeführt und wie zuvor als „Belegarzt" am Krankenhaus gearbeitet zu haben.

Während des Krieges wurde 1917 seine dritte Tochter Marianne geboren. In den Archiven des Einwohnerzentralamtes Hamburg ist sie nicht aufgeführt. Der Hinweis auf sie fand sich in der Steuerkartei der Israelitischen Gemeinde (Hamburger Staatsarchiv, Schreiben vom 15. 2. 1982: Steuerkartei der israelitischen Gemeinde, Bestand „Jüdische Gemeinden", 999 b). Dies ist interessant, da v. d. Porten zwar bereits 1908 angibt, bekenntnislos zu sein, aber auf der anderen Seite regelmäßig Steuern an die Israelitische Gemeinde abführte. Der Widerspruch charakterisiert seine Zugehörigkeit zur Gruppe der assimilierten „Pöseldorfer Juden".

Marianne von der Porten heiratete Ende der dreißiger Jahre einen Holländer, wurde dennoch als Jüdin inhaftiert und verschleppt und starb im Konzentrationslager (Ottenstein, Schreiben vom 2. 10. 1984).

Nach dem Ersten Weltkrieg war v. d. Porten weiter als Allgemeinarzt tätig und führte für verschiedene Operateure in deren Kliniken Narkosen durch.

1923 führte ihn eine Studienreise nach England. Außerdem entfaltete er eine rege wissenschaftliche Tätigkeit in dem Hamburger Ärzteverein.

Ein beruflich und privat einschneidendes Ereignis dürfte der Tod seines Vaters am 5. 11. 1924 gewesen sein, der ihm sicherlich ein großes Vorbild war. Über ihn urteilte Prof. Ringel: „Emsiges Studium der Fachliteratur und reger Besuch der wissenschaftlichen Versammlungen machten ihn mit allen Forschungsergebnissen bekannt. Mit kritischem Verstande wußte er aber stets das Gute und Bleibende von dem zu scheiden, was keinen Bestand hatte" (Lippmann 1964, S. 70).

3.5 Entwicklung der „anästhesiologischen" Tätigkeit v. d. Portens

Bereits die erste Stellung E. v. d. Portens als chirurgischer Medizinalassistent unter Oberarzt Sudeck lenkte seine Interessen auf das Gebiet der Narkose. Sudeck war nicht nur ein hervorragender Chirurg, sondern arbeitete auch anästhesiologisch.

1902 entwickelte er die „Eppendorfer Narkosemaske" (Wawersik 1982, S. 543; Sudeck 1902, S. 353), und 1909, als v. d. Porten bei ihm arbeitete, veröffentlichte er seine klassischen Ausführungen zur Rauschanalgesie mit Äther (Sudeck 1909, S. 289-297). Sudeck führte dann zusammen mit seinem späteren Assistenten H. Schmidt die Lachgas-Sauerstoff-Narkose und die Kreisatmung mit Kohlensäureabsorption in Deutschland ein (Wawersik 1982, S. 547).

E. v. d. Portens erste Veröffentlichung als Arzt erwähnt die Narkoseführung mit Schleichschen Siedegemischen (v. d. Porten 1909). Nach dem Wechsel in die Direktorialabteilung des Allgemeinen Krankenhauses St. Georg arbeitet er unter Prof. Deneke (v. d. Porten 1910). Neben bakteriologischen Arbeiten befaßte sich Theodor Deneke auch mit Forschungen über die Blutdruckmessung und die Wiederbelebung des menschlichen Herzens, beides Gebiete, die einer späteren Nutzung bei Narkosen sicher förderlich waren.

Auf dessen Abteilung sammelt er Erfahrungen mit diversen Sedativa und mit dem ersten Barbiturat Veronal (v. d. Porten 1910, 1914 a).

1914 beschreibt er die Konstruktion einer Narkosemaske für Operationen in Bauchlage (v. d. Porten 1914 b), einer Weiterentwicklung der Eppendorfer Narkosemaske. Während des Ersten Weltkrieges beschäftigt er sich nicht nur mit Chloroform-Äther-Narkosen, sondern auch mit der Schmerztherapie durch d'Arsonvalisation und weiterhin mit der Pharmakotherapie von Deliranten (v. d. Porten 1915, 1918, 1922).

Auch sammelt er Erfahrungen mit dem Roth-Drägerschen Narkoseapparat, der 1910 in die Kliniken eingeführt worden war (v. d. Porten 1922; Haupt 1983, S. 3). Er ermöglichte die Zugabe von Sauerstoff und löste die Inhalationsnarkose mit der Sudeckschen Äthermaske ab. Ein Artikel von 1922 gibt diese Entwicklung wieder.

Im gleichen Jahr (1922) erhebt er die Forderung nach einer endgültigen Abschaffung von Chloroform und Chloräthyl in der Anästhesie und nach einem Narkoseunterricht für Studenten (v. d. Porten 1922).

1923 dient ein Englandaufenthalt v. d. Portens dem Studium der englischen Anästhesiegepflogenheiten (v. d. Porten 1930 a). Weitere Studienreisen ins Ausland sind nicht bekannt (Ottenstein, Schreiben vom 2. 10. 1984). Ebenfalls 1923 referiert er seine Entdeckung des „abortiven Cornealreflexes" und des „Stadiums intermedium" der Narkose auf Sitzungen des Ärztlichen Vereins in Hamburg (Ärztlicher Verein 1923 a, b).

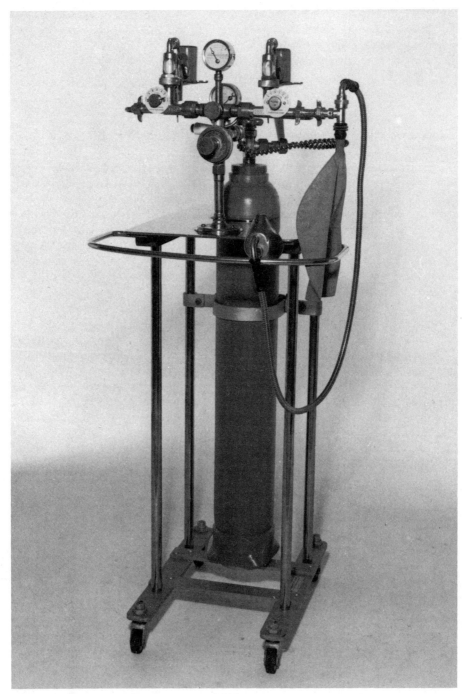

Abb. 5. Roth-Dräger-Mischnarkoseapparat (1902)

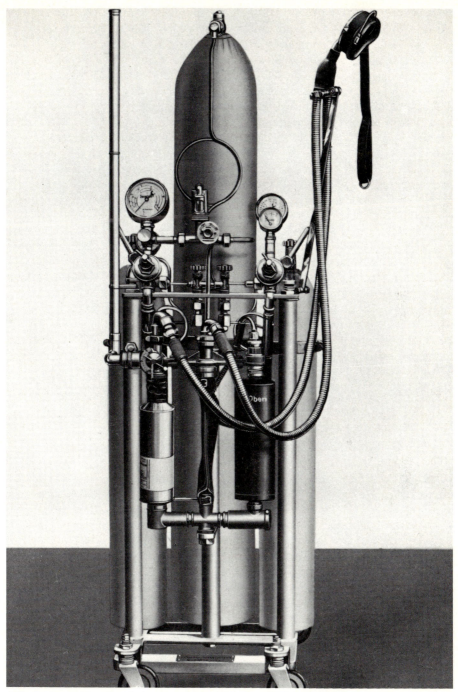

Abb. 6. Dräger-Narcylen-Narkoseapparat nach Gauß und Wieland (1925)

Im August 1924 übt Ernst v. d. Porten im Allgemeinen Krankenhaus St. Georg die Durchführung der von Gauß und Wieland, seinen späteren Herausgeberkollegen von *Der Schmerz*, propagierten Narcylennarkose (v. d. Porten 1925 b). Die Narcylennarkosen erfolgten unter Verwendung des „Gauß-Wielandschen Apparates" bzw. seinem Nachfolgemodell „Dräger V" (Haupt 1983, S. 10-13). Anschließend wendet er sie an Privatkranken an. Beschrieben werden auch noch von ihm praktizierte Intubationsnarkosen. Im Dezember des gleichen Jahres versucht er die Erfahrungen seiner Englandreise, wo ihn die durch die Society of Anaesthetists geordnete Ausbildung der Ärzte in Anästhesie beeindruckte, publik zu machen: Auf der Sitzung der Ärztlichen Gesellschaft Hamburg vom 30. 12. 1924 erhebt er nicht nur die Forderung nach einem Unterricht der Studenten in Narkose, sondern nach einem Facharzt für Anästhesie (v. d. Porten 1930 a). Außerdem berichtet er über seine Erfahrungen mit der Narcylennarkose, die als Gasnarkose eine Abkehr von den bisher üblichen Inhalationsnarkotika darstellte.

1925 veröffentlicht v. d. Porten erstmals seine Forderung, daß die „Ausführung der Narkose eine auf der medizinischen Wissenschaft basierende ärztliche Kunst" ist, in einem medizinischen Fachblatt. Die Publikation seiner Prämedikationsempfehlung mit Atropin und seiner Entdeckung des „abortiven Cornealreflexes" erfolgt gleichzeitig (v. d. Porten 1925 b).

Aus dem bisher geschilderten Werdegang Ernst von der Portens ist die frühzeitige Annäherung an anästhesiologische Fragestellungen und schließlich die vorwiegende Beschäftigung mit ihnen zu erkennen. Zwangsläufig führte ihn die Diskrepanz zwischen der Bedeutung dieser medizinischen Sachverhalte und ihrer Vertretung durch die Ärzteschaft auch zu berufspolitischen Forderungen in Deutschland, als an eine Verselbständigung der Disziplin noch nicht gedacht wurde.

3.6 Die Gründung von *Der Schmerz*

Der erste Schritt auf dem Weg zur Verselbständigung und zur Anerkennung als eigenständige Disziplin im Spektrum der übrigen medizinischen Disziplinen stellt die Gründung einer Plattform für den wissenschaftlichen und berufspolitischen Gedankenaustausch dar. Dieser Schritt wurde mit der Gründung der deutschen Narkosezeitschrift *Der Schmerz* unternommen.

Die ersten Überlegungen zur Herausgabe einer eigenen Narkosezeitschrift erfolgten 1925 zwischen v. d. Porten, Gauß und Wieland (v. d. Porten 1928 a). Beide Mitherausgeber hatte v. d. Porten auf einem Kongreß kennengelernt (Ottenstein, Schreiben vom 2. 10. 1984). Dies dürfte im Rahmen der Einführung des Acetylens (Narcylens) durch Gauß und Wieland 1923, das v. d. Porten bereits ein Jahr später in Hamburg in der Klinik erprobte, geschehen sein.

Carl J. Gauß war zu dieser Zeit Ordinarius für Geburtshilfe und Gynäkologie an der Universität Würzburg, nachdem er zuvor an der Berliner (Olshausen) sowie an der Freiburger Frauenklinik (Krönig, Opitz) und an der Gynäkologischen Abteilung des Diakonissenhauses in Freiburg gearbeitet hatte.

Hermann Wieland war Pharmakologe, der unter W. Straub am Pharmakologischen Institut in Freiburg nach dem Ersten Weltkrieg gearbeitet hatte und seit 1921 die Lehrkanzel in Königsberg und von 1925 bis 1929 den pharmakologischen Lehrstuhl in Heidelberg innehatte.

In den Zeitraum, als nach von der Portens Angaben (v. d. Porten 1928 a) der „Plan zur Herausgabe gehegt wurde", fällt seine Teilnahme am I. Internationalen Narkose-Kongreß in Nottingham (England) vom 21. bis 23. 7. 1926. Sie dürfte einer der auslösenden Momente für die spätere Gründung von *Der Schmerz* gewesen sein.

Es handelte sich um das erste Zusammentreffen seiner Art in England und in Europa. Ein ausführlicher Bericht über das Ereignis wurde damals im *British Journal of Anaesthesia* veröffentlicht. Anwesend waren die damals führenden Anästhesisten. Die Teilnehmerliste führt McMechan, Cohen, McKesson, Bourne usw. auf.

Als einziger nicht angloamerikanischer Vertreter vom Kontinent wird Ernst von der Porten erwähnt.

Von diesem Treffen datiert seine Beziehung zu amerikanischen Anästhesisten, nachdem er bereits auf seiner Englandreise 1923 die englischen Anästhesieverhältnisse studiert hatte.

Ernst v. d. Porten greift während des Kongresses in die Diskussion ein und äußert sich über die Narkoseführung bei kardiovaskulären Erkrankungen. Er hält eine adäquate Prämedikation mit Morphin und Atropin sowie eine nicht zu tiefe Narkose für erforderlich. Er stützt sich dabei auf seine Veröffentlichung von 1924 (v. d. Porten 1925 b).

Der Kongreß war zum einen für die angloamerikanischen Anästhesisten von großer Bedeutung. „Dr. McMechan spoke in highest terms of the value of the Nottingham Congress and stated that he regarded this as the peak-line of Anaesthesia."

Zum anderen trifft sich v. d. Porten mit McMechan, der als Vorsitzender der International Anesthesia Research Society seit 1922 auch Herausgeber der *Current Researches in Anesthesia and Analgesia* war und Cohen, seit 1923 Herausgeber des *British Journal of Anaesthesia*.

Dieses Treffen war für v. d. Porten, der zu dieser Zeit bereits „viele Hunderte von Narkosen gemacht hatte" (v. d. Porten 1926, S. 1683) und im gleichen Jahr seine Beschreibung eines „Stadium intermedium" veröffentlichte (v. d. Porten 1926, S. 1683), ein Anstoß für seine Bestrebungen, die angloamerikanischen Verhältnisse bezüglich der Anästhesie auf Deutschland zu übertragen. Die Schaffung des Facharztes für Anästhesie, einer eigenen berufsständischen Vertretung und einer Narkosezeitschrift entsprechend dem ausländischen Vorbild dürfte nach dem Kennenlernen dieser Verhältnisse zu seinem erklärten Ziel gehört haben.

Als Erfolg dieser Bestrebungen erscheint im Januar 1928 erstmals die *Deutsche Zeitschrift zur Erforschung des Schmerzes und seiner Bekämpfung, zugleich Zentralorgan für Narkose und Anästhesie Der Schmerz* bei der Universitätsverlagsbuchhandlung Wilhelm Kurt Kabitzsch in Würzburg.

Die Schriftleitung wird von Gauß, Wieland und v. d. Porten gebildet. Für den Referateteil zeichnet B. Behrens, Heidelberg, verantwortlich.

Im Verzeichnis der Mitherausgeber werden neben vielen anderen auch Cohen – Manchester und McMechan – Avon Lake aufgeführt. Während aber alle seine Mitstreiter in einem dem Impressum folgenden „Verzeichnis der Spezialfächer, die unter Beistand der namentlich aufgeführten Fachvertreter des Herausgeberkollegiums behandelt werden", unter allen sonstigen medizinischen Fachdisziplinen aufgeführt werden, ist v. d. Porten gemeinsam mit Cohen und McMechan als einziger Vertreter für „Narkose als Spezialfach" aufgeführt.

In der Einführung zu ihrer Zeitschrift erwähnt die Schriftleitung, daß ihr „langgehegter Plan trotz mannigfacher Bedenken nun doch zur Ausführung gebracht wurde". Dabei kam es „nach Schwierigkeiten des Anfangs" dennoch „zu einer ruhigen und stetigen Entwicklung der Zeitschrift" (Behrens 1929, S. 85).

Zu diesen „Anfangsschwierigkeiten" gehörte sicherlich die Veröffentlichung eines Konkurrenzblattes ebenfalls im Januar 1928.

Zum gleichen Zeitpunkt erschien *Narkose und Anästhesie*. Die Situation schildert einer der Mitherausgeber des konkurrierenden Blattes, Hans Killian: „Einige in Düsseldorf und auch an anderen Orten an der Narkose interessierte Männer fanden sich 1928 zusammen und wir heckten den Plan aus, eine Zeitschrift für Narkose und Anästhesie, ähnlich den *Current Researches of Analgesia and Anesthesia* des Dr. McMechan in USA, zu schaffen. Dieses Journal war damals auf dem Fachgebiet der Anästhesiologie international führend. Wir gewannen schließlich den Thieme-Verlag in Leipzig für die Durchführung unseres Plans. H. Franken, H. Schlossmann und ich fungierten als Herausgeber, dazu kam ein wissenschaftlicher Beirat. Die Sache begann günstig. Material lag genügend vor, und wir selbst bekamen auf diese Weise ein Sprachrohr. Unsere Absicht war es, die in der deutschen Literatur so sehr verstreuten Arbeiten über die Narkose und Anästhesie einem Magneten gleich anzuziehen, so daß wenigstens das meiste Wissenswerte in unserer Fachzeitschrift erscheinen konnte. Außerdem wollten wir Referate bringen.

Da geschah ein großes Unglück. Eine andere Gruppe unter Gauß-Wieland, von der Porten und dem Pharmakologen Behrens hatte denselben Gedanken gefaßt und wollte ebenfalls eine Narkosezeitschrift unter dem Titel *Der Schmerz* ins Leben rufen" (Killian 1964, S. 45–46).

Killian begründet den Wert einer deutschen Narkosezeitschrift mit der Möglichkeit, „wichtige ausländische Zeitschriften für Referate zu bekommen und Anschluß an die großen Anästhesieverbände in England und USA zu bekommen" (Killian 1964, S. 46). Dies spiegelt auch die Bemühungen v. d. Portens wider, die er in der Einführung zu *Der Schmerz* anspricht (v. d. Porten 1928 a).

Die kritische Einstellung Killians zur Konkurrenz von *Der Schmerz*, die er unverhohlen als „großes Unglück" bezeichnet, gibt aber auch den Wettstreit der damals führenden deutschen Anästhesieschulen in Hamburg-Eppendorf unter H. Schmidt, der wie v. d. Porten ein Schüler Sudecks war, und der von Freiburg unter H. Killian wieder. G. Kaye (1931, S. 5, 9) berichtet über diese Situation: „In general, it may be said that the Hamburg and Freiburg schools (led by Schmidt and Killian respectively) represent the flower of German anesthesia". Auch urteilt er 1931: „In Germany, gas-anesthesia may be best observed with Schmidt in Hamburg (Eppendorfer Krankenhaus) and Killian in Freiburg (Chirurgische Universitäts-Klinik)".

Während hier eine Kontroverse besteht, sind die amerikanischen Anästhesisten, vertreten durch McMechan, über die Gründung der Zeitschriften begeistert.

McMechan gehörte zu den amerikanischen Medizinern, die 1912 die Gründung der Amerikanischen Vereinigung der Anästhesisten vorbereiteten. Er wurde 1922 zum Herausgeber der *Current Researches in Anesthesia and Analgesia*, der ersten Fachzeitschrift der Anästhesie und dem offiziellen Organ der im gleichen Jahr gegründeten *International Anesthesia Research Society* berufen.

Er übermittelt in einem Artikel die Grüße der amerikanischen Anästhesisten sowohl an die Herausgeber von *Der Schmerz* als auch an die von *Narkose und Anästhesie*: „The Associated Anesthetists of the United States and Canada and members of its Regional Societies, as well as the International Anesthesia Research Society and its official organ – Current Researches in Anesthesia and Analgesia – welcome these two new journals of anesthesia and congratulate their editorial staffs and publishers on their vision in bringing them into being and they wish for both many years of success and every possible achievement" (McMechan 1928 a, S. 193).

Außerdem werden die Verdienste der Herausgeber von ihm herausgestellt: „The anesthetists of the world recall with pride the work of the several members of the Editorial Boards of both publications – Prof. C. J. Gauss, Universitäts-Frauenklinik, Würzburg, Prof. Hermann Wieland, Pharmakologisches Institut, Heidelberg, Doctor E. v. d. Porten, Anaesthesist, Hamburg, and Dr. B. Behrens, Pharmakologisches Institut, Heidelberg (Der Schmerz); and Dr. H. Franken, Universitäts-Frauenklinik, Freiburg, Dr. H. Schlossmann, Pharmakologisches Institut, Düsseldorf, and Dr. Hans Killian, Akadem. Chirurg. Klinik, Freiburg (Narkose und Anaesthesia) – not only in the clinical developments of anesthesia, but also in pertinent and basic researches of all other contributing sciences".

Interessant an dieser Würdigung ist die Erwähnung v. d. Portens als „Anästhesist". Er selber firmiert mit McMechan und Cohen im Impressum von *Der Schmerz* mit „Narkose als Spezialfach". Dies ist um so wichtiger, als damals selbst herausragende Persönlichkeiten der deutschen Anästhesiegeschichte sich nicht als „Anästhesisten", sondern primär als Vertreter anderer Medizinsparten sahen, die sich mit Problemen der Anästhesie beschäftigten. „There are no schools of specialist anesthetists, and even Schmidt and Killian are surgeons of no mean order as well as anesthetists" (Kaye 1931, S. 9).

Die Grußadresse der amerikanischen Anästhesisten wird als „Amerikanisches Geleitwort" in *Der Schmerz* veröffentlicht, nachdem es „nach dem englisch abgefaßten Original von der Schriftleitung ins Deutsche übersetzt" worden war (McMechan 1928 b, S. 169-170). Bei dieser Übersetzung wird das Original allerdings modifiziert. Die eher summarische Aufzählung und Würdigung der Herausgeber wird folgendermaßen übersetzt: „Mit Stolz erinnern sich die Anästhesisten der ganzen Welt an die Arbeiten von Gauß über die Linderung der Geburtsschmerzen, die Forschungen von Hermann Wieland über die Pharmakologie der Anästhetika sowie der klinischen Entwicklung der Anästhesie durch v. d. Porten".

Eine weitere Änderung des Originals erfolgt, indem die Grußadresse an das Konkurrenzblatt *Narkose und Anästhesie* weggelassen wird.

Ebenso wie die Herausgabe von *Der Schmerz* von Killian als „großes Unglück" bezeichnet wurde, war die Änderung der Worte McMechans Ausdruck des Konkurrenzkampfes beider Fachzeitschriften. Dennoch läßt die Erwähnung v. d. Portens in einem Atemzug mit Gauß und Wieland seine damalige Bedeutung in der deutschen Anästhesie erahnen.

> # For Meritorious Researches in and Services to the Specialty of Anesthesia and Analgesia
>
> This Joint Scroll of Recognition is dedicated by the **International Anesthesia Research Society** and presented with deep appreciation to the
>
> ## Editorial Board of Der Schmerz
>
> **Dr. med. C. J. Gauss**
> Professor der Gynaekologie und Geburtshilfe an der Universitaet, Wuerzburg
>
> **Dr. med. Hermann Wieland**
> Professor der Pharmakologie an der Universitaet, Heidelberg
>
> **Dr. med. Ernst von der Porten**
> Anaesthetist, Hamburg
>
> **Dr. med. B. Behrens**
> Pharmakologisches Institut, Heidelberg
>
> As a token of their Initiative and Resourcefulness in Founding and Publishing this Journal for broadcasting the latest advances in Anesthesia and Analgesia throughout the Scientific World, and making them available not only for Clinical Use, but also as a Permanent Source of Reference for Progress in Research, Teaching and Perferting of Hospital Service.
>
> In acknowledgement of which the Officers of the Board of Governors of the International Anesthesia Research Society have hereunto affixed the seal of the Society and their names this seventh day of June, A. D., nineteen hundred and twenty-eight
>
> **John H. Evans, M. D.,**
> Chairman
>
> **Emanuel Klaus, M. D.,**
> Vice-Chairman
>
> **F. H. McMechan, M. D.,**
> Editor Executive Secretary

2. This Joint Scroll of Recognition for Services to the Specialty of Anesthesia, was presented to the Editorial Board of *Der Schmerz*—Dr. C. J. Gauss, Dr. Herman Wieland, Dr. E. von der Porten, and Dr. B. Behrens, in appreciation of their founding, editing and publishing of this new German journal for the specialty, during the Seventh Annual Congress of Anesthetists, the Hotel Curtis, Minneapolis, Minn., June 11-15, 1928.

Abb. 7. Scroll of Recognition

Die amerikanischen Anästhesisten belassen es aber nicht nur bei einer Grußadresse. Auf dem 7. Jahreskongreß der Anästhesisten Kanadas und der USA, veranstaltet von der International Anesthesia Research Society und der Mid Western Society of Anesthesia im Hotel Curtis, Minneapolis, Minn., vom 11. bis 15. Juni 1928 wird an die Herausgeber von *Der Schmerz* und *Narkose und Anästhesie* der „Scroll of Recognition" der International Anesthesia Research Society verliehen (McMechan 1928 c, S. 195–196).

F. H. McMechan, Generalsekretär der International Anesthesia Research Society, meint, daß mit der Gründung der beiden Publikationen „Germany is on the way to organized professional anesthesia".

Persönlich anwesend in Minneapolis waren C. Helmut Schmidt, Hamburg, der stellvertretend für die Herausgeber von *Der Schmerz* die Ehrung entgegennahm, und H. Killian, Freiburg, der dies für seine Zeitschrift *Narkose und Anästhesie* tat. Beide halten einen Vortrag anläßlich der Verleihung.

Schmidt (1929, S. 20–24) referiert über „Inhalations- oder Injektionsnarkose? Die Entwicklung des Faches Anästhesie in Deutschland". Seine Ausführungen betreffen u. a. die Acetylennarkose („The clinic of Prof. Sudeck in Hamburg-Eppendorf was one of the first to adopt gas anesthesia with acetylene..."), die Kohlendioxidabsorption und die Einführung der Lachgas-Sauerstoff-Narkose in Deutschland. Er meint zur Gründung von *Der Schmerz* und *Narkose und Anästhesie*: „Our new journals of anesthesia represent noteworthy milestones in the development of this important branch of medical knowledge". Killian und er „represent the modest beginning of a German society of anesthetists".

Erstmals spricht er auch einen im September 1928 in Hamburg stattfindenden Kongreß an („... and we intend to form a German society of Anesthetists at the next congress in Hamburg in September 1928").

Killian (1929, S. 24-28) referiert über „Recent Progress in Anesthetics in Germany: With special consideration of Avertin and Pernokton Anesthesia". Er befaßt sich mit der Rektalanästhesie durch Avertin und mit dem Barbiturat Pernokton.

McMechan (1928 c) äußert sich begeistert über die beiden deutschen Fachvertreter und die International Anesthesia Research Society beschließt, McMechan zu dem Hamburger Kongreß zu entsenden („... the Congress voted to send the Secretary-General to this Congress to represent Organized Anesthesia and to be helpful in every possible way").

Er hofft, daß durch diesen Kongreß „anesthesia would come into its own in Germany".

Die beinahe emphatische Lobeshymne McMechans auf die Veröffentlichung der beiden deutschen Narkoseblätter und den Beginn eines organisierten Anästhesistentums in Deutschland kontrastiert allerdings erheblich mit der nüchternen Beurteilung des amerikanischen Kongresses durch Killian. „Die Tagung bot zwar viel Interessantes, aber mir fiel die Primitivität der Diskussion auf. Manche Ausführungen von Praktikern zeigten, daß man sich noch gar nicht in den Rahmen einer wissenschaftlichen Aussprache fügen konnte" (Killian 1964, S. 83).

Über die Verleihung der Anerkennungsurkunden urteilt Killian etwas positiver: „Dann gab es eine Überraschung. McMechan hielt eine kleine Ansprache. Er hatte nämlich im Namen der International Anesthesia Research Society Helmuth Schmidt und mir sowie den übrigen Herausgebern der beiden deutschen Narkosezeitschriften große Ehrenurkunden für Verdienste auf dem Gebiet der Anästhesie anfertigen lassen. Es waren dies eine Ehrenurkunde für Franken, Schloßmann und mich für unsere Zeitschrift *Narkose und Anästhesie*, ferner für die vier Herausgeber des *Schmerz*: Gauß, Wieland, von der Porten und Behrens. Diese Urkunden gab McMechan Helmut Schmidt mit der Bitte, sie für die Herren nach Deutschland mitzunehmen" (Killian 1964, S. 83–84).

E. v. d. Porten nimmt demnach an der Verleihung nicht persönlich teil, richtet aber herzliche Grußworte an den Kongreß in Minneapolis, die in *Der Schmerz* veröffentlicht werden (v. d. Porten 1928 b).

Die Publikation der Scrolls of Recognition mit Fotografien der Geehrten erschien dann im Januar/Februarheft der Current Researches 1929.

Der „Scroll of Recognition for Meritorious Research in and Services to the Specialty of Anesthesia and Analgesia" für Gauß, Wieland und „Dr. med Ernst v. d. Porten, Anesthesist, Hamburg" wird voller Stolz in *Der Schmerz* des gleichen Jahres veröffentlicht.

Die internationale Ehrung, die v. d. Porten gleichrangig mit Gauß und Wieland widerfuhr, zeigt die Wichtigkeit seiner Rolle bei der Gründung von *Der Schmerz* und bei der Etablierung des Faches für Anästhesie in Deutschland. Interessant sind die Ausführungen Schmidts auf dem Kongreß in Minneapolis, daß Killian und er den Beginn einer deutschen Gesellschaft für Anästhesie repräsentierten. Dies trifft sicherlich besser auf v. d. Porten zu, der bereits 1928 als „Anaesthesist" bezeichnet wird und sich selber zu dieser Berufsbezeichnung „bekennt". Wie avantgardistisch das Verhalten v. d. Portens zu beurteilen ist, zeigt das Urteil H. Killians anläßlich seines Amerikabesuches über die deutschen Narkoseverhältnisse im Vergleich zu den amerikanischen: „... hätte ich geahnt, welche ungeheuren Schwierigkeiten, ja Widerlichkeiten man mir in den Weg legte, mit wieviel Spott und Hohn man in Deutschland all diejenigen überschüttete, die sich ernstlich um die Narkose und Anästhesie bemühten. ‚Schmalspurchirurgen' nannte man uns so manches Mal" (Killian 1964, S. 79).

Der 20. September 1928 ist für F. H. McMechan der Tag, an dem „the speciality of anesthesia came into its own in Germany" (McMechan 1929 a, S. 16). An diesem Tag fand ein Ärztetreffen im Rahmen der Naturforscherversammlung an der Universität Hamburg statt, das dem Thema „Gasnarkose" gewidmet war. Entsprechend der Vereinbarung vom Kongreß in Minneapolis vom Juni 1928 besuchte auch McMechan diese Veranstaltung, mit der er und die deutschen Narkosespezialisten große Hoffnungen für ihr Fach verbinden. Die Eindrücke McMechans von dieser Tagung, die Beiträge der Referenten und seine Rede werden in den Current Researches veröffentlicht (McMechan 1929 a, S. 16–19, 1929 b, S. 196).

Trendelenburg (Berlin), Rehn (Freiburg), Gauß (Würzburg), Schmidt (Hamburg) und Killian (Freiburg) sind die bekanntesten Referenten.

Trendelenburg, aus der Freiburger Gruppe um Killian, der nach der Vereinigung von *Der Schmerz* mit *Narkose und Anästhesie* als Mitherausgeber erscheint, empfiehlt die Lachgasnarkose auf Grund seiner Überlegungen zur Theorie der Narkose.

Zur Freiburger Gruppe gehört neben Killian, der das Narcylen wegen seiner Explosivität ablehnt, auch sein Chef Rehn, der für Kurznarkosen Äther und für lange Lachgas empfiehlt.

Der Schmerz wird vertreten durch Schmidt. Er befürwortet nach seinen Erfahrungen in den USA Narkosespezialisten, die Abschaffung der Schwestern-Narkose und die Schaffung von Narkoseärzten und -abteilungen an den größeren deutschen Kliniken. Er empfiehlt die kombinierte Gasnarkose mit Lachgas und Äthylen um den Ätherverbrauch zu reduzieren. Neben Schmidt referiert auch noch Gauß. Er bevorzugt das von ihm eingeführte Narcylen, trotz Explosionsgefahr, da das Lachgas insuffizient ist.

McMechan urteilt in seiner Rede vor dem Hamburger Kongreß, daß „this first session on anesthesia at a German Medical Congress... may well be looked upon as the first step toward the development of the specialty of anesthesia in Germany" (McMechan 1929 b, S. 196).

Die Naturforscherversammlung an dem Wirkort v. d. Portens in Hamburg, gestaltet von seinen Mitherausgebern Schmidt und Gauß, trug zwar zur Anerkennung der Anästhesie in Deutschland bei, brachte aber nicht den von McMechan gewünschten Durchbruch zur Gründung einer eigenen Gesellschaft für Anästhesie.

Die Tätigkeit als Mitglied der Schriftleitung von *Der Schmerz* macht v. d. Porten international bekannt.

1929 wird v. d. Porten gemeinsam mit Behrens, Franken, Gauß, Killian, Schloßmann und H. Schmidt im „Directory of anesthetists" der *Current Researches in Anesthesia and Analgesia* erstmals aufgeführt. Letztmalig wird v. d. Porten in dem International Directory of Anesthetists 1939 erwähnt. Seine Anschrift wird dabei in „bold face type" angegeben, d. h. er ist „Certified as Specialist in Anesthesia and Fellow in the International College of Anesthetists". Diese Ehre haben von den 1939 aufgeführten 16 Deutschen nur sieben aufzuweisen. Der Auflistung ist außerdem zu entnehmen, daß sein Wohnsitz in Hamburg, Mittelweg 118, bis 1939 unverändert angegeben wird. Zu diesem Zeitpunkt war aber sein beruflicher Werdegang bereits den einschneidenden Veränderungen der Judenverfolgung im Dritten Reich unterworfen.

Neben seiner Tätigkeit für den *Schmerz* arbeitet v. d. Porten während der Jahre 1928/29 in seiner Praxis und tätigt vorwiegend Äthernarkosen für Patienten verschiedener Operateure in Hamburg und berichtet über deren Besonderheiten (v. d. Porten 1930 b). Die von ihm mitgetragene Entwicklung der Gasnarkose kann nicht auf die Praxis übertragen werden, da sie zu aufwendig ist. Weiterhin führt er seinen Kampf gegen das Chloroform (v. d. Porten 1929).

Im gleichen Jahr erfolgt die Vereinigung von *Der Schmerz* mit *Narkose und Anästhesie* zu *Schmerz, Narkose und Anästhesie*. Zur Begründung der Vereinigung gibt die Schriftleitung der neuen Anästhesiezeitschrift an: „Das Interesse für Narkose und alle anderen mit der Schmerzerforschung und Schmerzbekämpfung zusammenhängenden Fragen hat auch in Deutschland in den letzten Jahren so stark zugenommen, daß im Januar 1928 gleichzeitig zwei Zeitschriften für dieses Gebiet gegründet worden sind. Beide Zeitschriften haben, wie der Erfolg beweist, in weiten Kreisen Beifall gefunden.

Angesichts der Notlage der deutschen Wissenschaft tauchte schon bald der Gedanke an eine Verschmelzung der beiden Blätter auf. Es liegt eine gewisse Tragik darin, daß die tatsächliche Vereinigung erst nach dem Tode Wielands (7. Mai 1929) in Erscheinung trat; gerade Wieland war derjenige, der sie von Anfang an erstrebt hat" (*Schmerz, Narkose und Anästhesie,* 2. Jhrg. [1929/30], S. 123). Anders und nicht ganz korrekt lautet die Begründung Killians für die Verschmelzung: „Einige Jahre liefen beide Zeitschriften parallel, dann bekamen wir das Übergewicht, und unter dem Druck der Verhältnisse kam es nachträglich doch noch zu einer sinnvollen Vereinigung beider Zeitschriften zu einem Fachblatt mit dem Titel: *Schmerz, Narkose und Anästhesie*. Sie lebte noch während des Zweiten Weltkrieges und enthielt eine ganze Reihe wertvoller Mitteilungen. Es ist ein Jammer, daß die Katastrophe unsere erste deutsche Narkosezeitschrift vernichtete. Trotz vieler Bemühungen konnte ich das Neuerstehen der Zeitschrift nach Ende des Zweiten Weltkrieges nicht mehr erreichen. Schließlich ergriffen junge Anästhesisten der Nachkriegsperiode die Initiative und schufen einen Ersatz unserer Zeitschrift unter dem Titel *Der Anästhesist*, der ja heute allgemein bekannt ist" (Killian 1964, S. 46).

Nach der Vereinigung scheidet v. d. Porten aus der Schriftleitung aus und erscheint von 1929 bis 1936 nur noch im Herausgeberverzeichnis von *Schmerz, Narkose und Anästhesie*, in dem jetzt auch Sudeck und Schmidt aufgeführt sind. Den Platz v. d. Portens in der Schriftleitung übernimmt („... wir bekamen das Übergewicht...") H. Franken aus Freiburg.

Die Hauptaktivität v. d. Portens als Referent fällt in die Zeit, als er Mitglied der Schriftleitung von *Der Schmerz* war, also bis 1929.

Seine letzten Beiträge werden als Originalarbeit 1931 und als Referate, die vorwiegend angloamerikanische Artikel behandeln, im 5./6. Jahrgang 1932/34 von *Schmerz, Narkose und Anästhesie* veröffentlicht. Die letztmalige Erwähnung v. d. Portens als Mitherausgeber erfolgt im 7./8. Jahrgang 1934/36.

Zuvor erscheint noch im Juli 1930 ein „Editorial" im *British Journal of Anaesthesia*. In diesem Artikel, der die Meinung des Herausgebergremiums des *British Journal of Anaesthesia* repräsentiert, wird auch nach dem Tode seines Freundes und Herausgebers des *British Journals*, H. M. Cohen, 1929, Ernst v. d. Porten Referenz erwiesen.

Gemeinsam mit Schmidt aus Hamburg-Eppendorf wird er als ein Vertreter der Praktiker angesehen, die sich ganz dem Studium und der praktischen Durchführung der Anästhesie widmen („... formation of a class of practitioner who devoted himself entirely to the study of and practice in anaesthesia"). In dieser Rolle stellten sie die Nachfolger der sich zuerst im angloamerikanischen Raum äußernden Ärzte dar, die im Gegensatz zu ihren kontinentalen Kollegen eine menschlichere und weniger kalt wissenschaftliche Beziehung zu ihren Patienten entwickelt hätten.

„Lately, however, there has been in Germany a remarkable development of interest in general anaesthesia and several men of repute are lending themselves to this branch of practice. Foremost among these are Schmidt and v. d. Porten of Hamburg and it is on that account that we feel that our readers will not grudge the space which we have allotted in this number to a contribution from the latter gentleman, even though the matter of his article is of educational rather than of scientific interest". Im gleichen Heft wird dann ein Artikel v. d. Portens (1930 a) veröffentlicht, in dem er seine Erfahrungen über die Ausbildung von Studenten in der Anästhesie in Deutschland und England miteinander vergleicht.

Nach Meinung der Herausgeber des British Journals führte das bisherige Fehlen solcher Ärzte wie Schmidt und v. d. Porten in den kontinentalen Ländern zu einer forcierten Entwicklung der Lokalanästhesie.

Diese Meinung wird von G. Kaye 1931 geteilt: „Certainly, the German surgeon is apt to use local anesthesia for cases (such as hernia) where considerable pain is inevitable. He is guilty of a certain insensitiveness to infliction of pain, arising more from extreme consciousness than from actual inhumanity" (Kaye 1931, S. 7).

Neben der Verleihung des Scroll of Recognition durch die amerikanischen Anästhesisten stellt die Würdigung durch die Herausgeber des *British Journals* die zweite internationale Ehrung für Ernst v. d. Porten dar.

Entsprechend seiner Intention der Unterrichtung und klinischen Entwicklung der Anästhesie hält v. d. Porten im gleichen Jahr einen Vortrag vor praktischen Ärzten in Bad Kissingen. Bis zu diesem Zeitpunkt hat er etwa 200 Narcylennarkosen durchgeführt (v. d. Porten 1930 b).

1931 wird die letzte Originalarbeit v. d. Portens veröffentlicht. Die letzte Veröffentlichung überhaupt stellt ein Referat über einen Vortrag seines ehemaligen Oberarztes Sudeck vor der Ärztlichen Gesellschaft Hamburg dar, der am 23. 2. 1932 gehalten wurde. Mit diesem Referat endet die uns bekannte Beschäftigung v. d. Portens mit dem Studium der Anästhesie.

3.7 Das Leben während der NS-Zeit

Bereits vor der Machtergreifung der Nationalsozialisten 1933 waren die Arbeitsbedingungen für Ärzte jüdischer Abstammung ungünstig geworden. Latenter Antisemitismus, der seit 1919 in Hamburg zu offenen antijüdischen Aktionen führte, behinderte nach Angaben der Tochter v. d. Portens, Dr. med. Gerda Ottenstein, bereits seit Anfang der dreißiger Jahre die Arbeit ihres Vaters.

Nachdem die Nationalsozialisten nach den Bürgerschaftswahlen im September 1931 politischen Einfluß erhielten und schließlich am 8. März 1933 in den Hamburger Senat einzogen, wurde ihre Rassepolitik Gesetz.

Ernst v. d. Porten arbeitete solange wie möglich als Arzt, zuletzt allerdings ohne „arische" Patienten (Ottenstein, Schreiben vom 2. 10. 1984). Dementsprechend zahlte er Beiträge an die Hamburger Ärztekammer in der Stufe I noch vom 4. Quartal 1936 bis 1939 (Schreiben vom 30. 1. 1981). Mit der Reichsverordnung vom 25. 7. 1938 über das Erlöschen der Bestallungen jüdischer Ärzte zum 30. 9. 1938 brach seine berufliche Existenz zusammen.

Im gleichen Jahre emigrierte v. d. Porten mit seiner Frau und jüngsten Tochter Marianne nach Belgien (Lippmann 1964, S. 632, 633).

Im Mai 1940 wird er, nach dem Einfall deutscher Truppen in Belgien, von den Belgiern als Deutscher interniert, von seiner Frau getrennt und nach Südfrankreich verschleppt. Nach der Entlassung nichtjüdischer Internierter durch die Deutschen wird er von ihnen weiter als Jude interniert.

Am 13. Dezember 1940 stirbt Ernst v. d. Porten zusammen mit seiner Frau Josephine, die mühsam zu ihm gelangt war, den Freitod (Lippmann 1964, S. 632, 633). Seine Mutter Adele v. d. Porten überlebt sein tragisches Ende und stirbt vor der Verbringung in ein Konzentrationslager am 18. 5. 1941 in Hamburg.

4 Das bibliographische Werk Ernst v. d. Portens

Das Ergebnis der wissenschaftlichen Tätigkeit Ernst v. d. Portens umfaßt neben Originalarbeiten auch zahlreiche Referate, die er in *Der Schmerz* bzw. *Schmerz, Narkose und Anästhesie* veröffentlichte. Hinzu kommen seine Vorträge vor dem Ärztlichen Verein in Hamburg.

Die Originalia v. d. Portens, die sich „vorwiegend dem Studium der Narkose widmen" (Fischer 1932, S. 1238) werden in chronologischer Reihenfolge besprochen. Es handelt sich um neunzehn Veröffentlichungen, die, angefangen bei seiner Dissertation bis zu seiner letzten Publikation 1931, das weite Spektrum seiner wissenschaftlichen Arbeit und ein Stück deutscher Anästhesiegeschichte dokumentieren.

4.1 Die Originalarbeiten Ernst v. d. Portens

4.1.1 Erfolge der Credéschen Prophylaxe an der Heidelberger Frauenklinik, med. Diss. Heidelberg 1908

Zu den wenigen Arbeiten v. d. Portens, die sich nicht mit „anästhesiologischen Fragestellungen" beschäftigen, gehört seine Dissertation. E. v. d. Porten studierte in Heidelberg von Ostern 1906 bis zur Ärztlichen Hauptprüfung vom 21. 3. bis 16. 6. 1908. Das Studium in Heidelberg folgte sicher dem Vorbild seines Vaters Maximilian v. d. Porten, dem er die Arbeit „In Verehrung und Dankbarkeit" widmete. Enge familiäre Bindungen an den Studienort Heidelberg bestanden auch noch über seinen Onkel mütterlicherseits, Dr. Viktor Goldschmidt (1853–1933), der Professor für Kristallographie und Mineralogie an der Ruprecht-Karls-Universität war (Lippmann 1964, S. 74).

Die Veröffentlichung seiner Dissertation erfolgte am 20. 9. 1909, kurz nach seiner Medizinalassistentenzeit, die mit der Bestallung als Arzt in Karlsruhe am 15. 9. 1909 und der Aufnahme in die Hamburger Ärztematrikel am 23. 9. 1909 endete. Diese Promotionsarbeit ist im Jahresverzeichnis der Dissertationen der an deutschen Universitäten erschienenen Schriften in Band 25 (1909–1910), Seite 345, aufgeführt.

Es handelt sich um eine Arbeit aus der Frauenheilkunde über eine Modifikation der Credéschen Prophylaxe. Der Leipziger Gynäkologe Carl Credé (1819–1892) führte 1884 die Behandlung der Augenbindehaut Neugeborener mit einem Tropfen eineinhalbprozentiger Silbernitratlösung zur Prophylaxe der Gonoblenorrhoea neonatorum ein.

E. v. d. Porten führt zunächst einen Vergleich der in der Literatur beschriebenen Häufigkeitsangaben für Ophthalmoblenorrhoen vor und nach der Einführung der Credéschen Prophylaxe durch.

Anschließend gibt er Zahlen der Heidelberger Frauenklinik an, die auf Patientengut vor seiner Studienzeit beruhen, bei dem die von Credé beschriebene Prophylaxe erfolgte. Er untersucht und diskutiert Fälle von Therapieversagern und vergleicht mit anderen Prophylaxemethoden (Protargol und Argentum acctinum).

Dann berichtet er über Ergebnisse bei 228 Kindern mit der Anwendung von einprozentigem Argentum nitricum während des Zeitraums vom 3. 12. 1906 bis zum 1. 6. 1907.

Als Ergebnis seiner statistischen Untersuchungen gibt er an, daß die Credésche Prophylaxe eine ausgezeichnete Methode zur Verhütung von Gonoblenorrhoen ist, daß aber einprozentiges Silbernitrat ausreicht und die Nebenwirkungen reduziert.

Die Dissertation hat einen Umfang von 29 Seiten mit 69 zitierten Artikeln.

In seinem Schlußwort dankt v. d. Porten seinem „verehrten Lehrer, Herrn Geh. Hofrat Edler v. Rosthorn, für die Überlassung der Arbeit und dem Herrn Privatdozenten Dr. Kermauner bestens für seine freundliche und entgegenkommende Unterstützung bei der Arbeit". Außerdem bedankt er sich noch bei Prof. Menge „für die Erstattung des Referats".

Der Referent seiner Dissertation, Carl Menge, wirkte seit 1907 als Ordinarius für Frauenheilkunde in Heidelberg. Als Schüler u. a. von Robert Koch am Hygienischen Institut in Berlin, arbeitete er auf dem Gebiet der Bakteriologie in der Frauenheilkunde. Die Thematik der Dissertation v. d. Portens stammte demnach aus seinem Fachgebiet.

Am Schluß der Arbeit gibt er noch einen kurzen Lebenslauf an. In ihm berichtet er, „bekenntnislos" zu sein. Das Bekenntnis zum Atheismus spiegelt seine religiöse und ethische Einstellung wider, wie sie in der Einleitung dargestellt wurde.

4.1.2 Ein Fall von Atresia oesophagi congenita mit Ösophagus-Trachealfistel (v. d. Porten 1909)

Bereits wenige Monate nach seiner Ärztlichen Hauptprüfung veröffentlicht v. d. Porten im Zentralblatt für Chirurgie die Schilderung eines Falles, der sich während seiner Medizinalassistentenzeit auf der II. chirurgischen Abteilung des Allgemeinen Krankenhauses St. Georg am 10. 2. 1909 ereignete.

Wie sein Vater Maximilian v. d. Porten beginnt er an der gleichen Klinik zu arbeiten und wie er, der ursprünglich wissenschaftliche Intentionen hatte („Der frühe Tod seines Vaters verhinderte die Erfüllung seines sehnlichsten Wunsches, die Gelehrtenlaufbahn ergreifen zu können"; Lippmann 1964, S. 70), beginnt Ernst v. d. Porten noch ohne Promotion wissenschaftliche Arbeiten zu veröffentlichen.

Es handelt sich um eine Arbeit aus der Chirurgie unter der Obhut seines Oberarztes Paul Sudeck.

Beschrieben wird das Krankheitsbild eines vier Tage alten Säuglings mit o. g. Mißbildung. Ausführlich berichtet er über Anamnese, Symptome und den Befund. Er beschreibt die Anlage einer Gastrostomie, den postoperativen Verlauf, den Sektionsbefund und die Literatur. Außerdem erörtert er ein mögliches operatives Vorgehen.

Der erste Hinweis auf sein Interesse für die Narkose ist der Hinweis auf die Narkoseführung, die „in Inhalationsnarkose mit Schleichschem Siedegemisch erfolgte".

Ernst v. d. Porten wird als junger Assistent, wie es damals üblich war, sicher die Narkose gemacht haben. Über die damals übliche Praxis berichtet v. d. Porten in einem seiner späteren Artikel: „So that the young doctor finds it incumbent on him to make himself acquainted with the various kinds of anaesthesia, in the so-called „practical year", before being licensed to practice" (v. d. Porten 1930 a).

Drastischer schildert Killian die Verhältnisse bei der Narkoseführung durch junge, unerfahrene Assistenten noch Anfang der zwanziger Jahre: „Bald danach arbeitete ich einmal während eines freien Monats als Famulus in der chirurgischen Poliklinik in Freiburg unter Lexer. Professor Eden war damals sein Oberarzt. Er kam eines Tages in den Poliklinikraum, trat zu mir heran und fragte mich ganz einfach: ‚Wollen Sie mir eine Chloroformnarkose machen?' Ich bekam einen mächtigen Schrecken und antwortete ihm sofort, ich hätte noch nie eine gemacht.

‚Ach was', meinte Eden, ‚das können Sie. Ich werde Ihnen das Nötige schon sagen! Kommen Sie!'

Er nahm mich einfach mit nach oben in den Operationssaal, unseren alten Hörsaal in der Albertstraße, stellte mich an den Kopf des Patienten, drückte mir eine Chloroformflasche in die Hand, und nun mußte ich meine erste Chloroformnarkose machen. Das Herz klopfte mir gewaltig. Ich hatte Angst, zuviel Chloroform zu geben und einen Atem- oder gar Herzstillstand zu provozieren. Aber Gott sei Dank ging alles gut.

Wenn ich so bedenke, daß dies meine ganze praktische Ausbildung auf dem Gebiet der Narkose gewesen ist, kommt mir nachträglich noch das Grauen" (Killian 1964, S. 14–15).

Ernst v. d. Porten wird es wie noch ein Jahrzehnt später Killian gegangen sein: „Gießen Sie! Gießen Sie!" brüllten die Oberärzte, wenn wir eine Äthernarkose machten und der Patient noch spannte. Unter der Unvollkommenheit meiner Narkoseführung litt ich genauso wie jeder Anfänger" (Killian 1964, S. 18).

Die Angabe v. d. Portens, daß die Gastrostomie mit „Schleichschem Siedegemisch" durchgeführt wurde, dokumentiert ein weiteres Kapitel Anästhesiegeschichte. Die Schleichschen Siedegemische wurden von Carl Ludwig Schleich (1859–1922) in die Narkose eingeführt. Es handelte sich um Gemische von Chloroform, Äther und Chloräthyl (z. B. Schleich-Siedgemisch I 38°: Eine Mischung aus vier Gewichtsteilen Chloroform, zwölf Teilen Äther und zwei Teilen Chloräthyl).

Während die meisten Narkosemischungen wie z. B. das A.C.E.-Gemisch (aus Alkohol, Chloroform und Äther) oder das Billroth-Gemisch dazu dienten, die Toxizität des reinen Chloroforms zu vermindern, soll Schleich seiner Zeit die Siedegemische hergestellt haben, um den hohen Siedepunkt des Chloroforms von

62°C zu reduzieren (Killian 1954, S. 69). Die Schleichschen Siedegemische verwendete v. d. Porten bis 1922. Endgültig wurden diese Mischungen erst Ende der dreißiger Jahre obsolet, als festgestellt wurde, daß in Wirklichkeit der Siedepunkt der Gemische inkonstant war (Killian 1954, S. 69).

Im gleichen Jahr, als v. d. Porten diese Arbeit veröffentlichte, erschien eine Arbeit seines Oberarztes Sudeck über „Die Stellung des Ätherrausches unter den Methoden der Anästhesierung" (Sudeck 1909, S. 289–297).

Diese Arbeit zeigt die intensive Beschäftigung Sudecks mit den Problemen der Narkose. Dementsprechend wird er das Interesse seines Schülers v. d. Porten sicher auf die Narkose gelenkt und beeinflußt haben.

In der vorliegenden Arbeit wird die Narkosefrage durch v. d. Porten zwar angeschnitten, im Vordergrund steht aber noch das chirurgische Interesse. Dies dürfte auch der Grund für ein Referat über den Artikel in der Münchner Medizinischen Wochenschrift gewesen sein, in dem die Arbeit kommentiert wird (vgl. MMW 37 (1909), S. 1906).

4.1.3 Die Behandlung des Delirium tremens mit Veronal (v. d. Porten 1910)

Von der II. chirurgischen Abteilung des Allgemeinen Krankenhauses St. Georg wechselt Ernst v. d. Porten nach seiner Bestallung als Arzt und Promotion an die Direktorialabteilung des Hauses. Leiter der Abteilung ist Professor Theodor Deneke. Dieser hatte zuvor u. a. an der Psychiatrischen Klinik in Göttingen gearbeitet, ehe er ab 1901 Direktor am Allgemeinen Krankenhaus St. Georg wurde. Seine wissenschaftlichen Beiträge betrafen teils bakteriologische Fragestellungen – er beschrieb eine neue, dem Choleraerreger ähnliche Bakterienart, Vibrio tyrogenes Deneke, teils klinische – Herz- und Gefäßkrankheiten, Blutdruckmessung und die Wiederbelebung des Herzens (Deneke 1885).

Als sein Schüler konnte v. d. Porten von den Forschungen Denekes auf diesen Gebieten bei seinen späteren anästhesiologischen Problemen profitieren.

In der Arbeit publiziert v. d. Porten 1910 seine Erfahrungen mit der Anwendung des Veronals in der klinischen Therapie.

E. Fischer und J. v. Mering gelang es 1903, den Stammkörper der ganzen Gruppe von Hypnotika der Barbitursäurereihe, eine Diäthylbarbitursäure, zu entwickeln. Das erste Barbiturat Veronal besaß eine sehr lang anhaltende Wirkung bei einem verzögerten Wirkungseintritt. Dennoch bildete es die Grundlage für die intravenöse Anästhesie und ihren Siegeszug. Darauf fußend wurde 1912 das Luminal geschaffen, auf das weitere Barbiturate folgten.

E. v. d. Porten benutzt das Veronal, „wie v. Mering und Fischer es schon 1903 in der Therapie der Gegenwart empfohlen haben": oral in Tee gelöst, um Delirante zu sedieren (v. d. Porten 1910, S. 271).

In einer Übersicht gibt er zunächst die Mortalitätsstatistiken bei der bisher üblichen Delirtherapie mit diversen Sedativa, Dauerbädern, Digitalis usw. bei verschiedenen Autoren an. Anschließend folgt eine Statistik über die Mortalitätsrate (9%) bei 396 Deliranten der Jahre 1901 bis 1906, die am Allgemeinen Krankenhaus St. Georg wie bisher mit Chloralhydrat, Bromsalzen, Digitalis und evtl. in der Isolationszelle behandelt wurden.

Dann folgt die Mortalitätsrate (3,4%) bei 264 Fällen von Delirium tremens, die er in den Jahren 1907 bis 1909 mit Veronal behandelt hat.

Eine Kontrolle seiner Dosierung erfolgt durch die Überwachung von Puls, Atmung und Pupillenreflexen der Patienten. Er folgert aus seinen Untersuchungen, „daß wir im Veronal wirklich ein Mittel haben, das – ohne Nebenwirkung – der psychomotorischen Erregung spezifisch entgegenwirkt und einen dem natürlichen durchaus ähnlichen Schlaf hervorruft" (v. d. Porten 1910, S. 271).

Die Therapie von Erregungszuständen durch Barbiturate wirkt im Vergleich zu den von anderen, von ihm zitierten Autoren, empfohlenen Therapiekonzepten fortschrittlich.

So empfiehlt der von ihm genannte Sigbert Ganser, der damals Oberarzt an der Städtischen Heil- und Pflegeanstalt zu Dresden war, neben Chloralhydrat auch warme Dauerbäder, die routinemäßige Digitalisierung und evtl. „eßlöffelweise etwa alle halbe Stunde eisgekühlten Sekt" (Ganser 1907, S. 121–122).

Zusammenfassend ergibt sich aus der Arbeit, daß v. d. Porten mit dem ersten Barbiturat Veronal, das den Grundstein zur intravenösen Anästhesie legte, überzeugende Erfolge erzielt und lernt, eine Erfolgskontrolle seiner Therapie mit Sedativa und Hypnotika nach anästhesiologischen Gesichtspunkten (Atmungs-, Kreislauf- und Reflexkontrolle) durchzuführen.

Seine Arbeit auf diesem Gebiet der „klinischen Pharmakologie" läßt ihn später noch weitere Artikel zu diesem Thema veröffentlichen (v. d. Porten 1914 a, 1915).

4.1.4 Zur Behandlung des Delirium tremens mit Veronal (v. d. Porten 1914 a)

Die Problematik der Delirtherapie, die durch v. d. Porten mit seinem Artikel über das Veronal dargestellt wurde, war damals sicher von großer Bedeutung, und in der Diskussion wurden die verschiedenen Konzepte miteinander verglichen. Im Märzheft der Münchner Medizinischen Wochenschrift von 1914 äußert sich August Scharnke aus der Psychiatrischen und Nervenklinik Straßburg zu diesem Thema, das v. d. Porten vier Jahre zuvor bereits erörtert hatte (Scharnke 1914 a, S. 717–718).

Er empfiehlt die Dauerbäder abzuschaffen und den Empfehlungen Gansers zu folgen und alle Deliranten routinemäßig zu digitalisieren. Auch er empfiehlt Veronal, jedoch nur in einer Maximaldosierung von 2,0 g pro Tag.

Dieser Artikel erfährt einen Verriß durch Kurt Schneider, Oberarzt an der psychiatrischen Klinik der Akademie für praktische Medizin in Köln. Dieser verteidigt „indifferente Dauerbäder" und fordert eine Digitalisierung nach Bedarf. Schlafmittel hat er „seit langem nicht mehr angewandt. Sie wirken erfahrungsgemäß wenigstens in den unbedenklichen Dosen sehr wenig, höchstens tritt eine gewisse Benommenheit und Unsicherheit der Beine auf, die naturgemäß höchst gefährlich werden kann" (Schneider 1914, S. 930–931).

Die Antwort Scharnkes folgt prompt in einem Maiheft der Münchner Medizinischen Wochenschrift. Er verteidigt die Veronaltherapie mit Maximaldosen von 1–2 g/Tag gegenüber den Dauerbädern als wesentlich schonender für den Deliranten (Scharnke 1914 b, S. 1122–1123).

Den Abschluß der teilweise sehr polemisch und persönlich geführten Diskussion stellt der zu besprechende Artikel v. d. Portens dar. Die Arbeit stammt erneut aus der Direktorialabteilung des Allgemeinen Krankenhauses St. Georg, obwohl sich v. d. Porten bereits 1911 in Hamburg als praktischer Arzt niederließ.

Unter Berufung auf seine 1910 in der Therapie der Gegenwart veröffentlichte Arbeit widerspricht er sowohl Scharnke als auch Schneider. Während er Schneiders Therapiekonzept wegen der statistisch unerheblichen Zahl von 31 Probanden ablehnt, greift er Scharnke wegen seiner unzureichenden Dosierung des Veronals an. „Das Veronal wird entschieden im allgemeinen in seiner Gefährlichkeit überschätzt. Die offizielle Maximaldosis mag für den normalen Menschen richtig sein – für den Deliranten kann man sie jedenfalls unbedenklich weit überschreiten."

Diese Forderung nach einer den klinischen Erfordernissen angepaßten Dosierung und der Ablehnung einer starren Maximaldosierung resultiert aus seiner Vertrautheit mit der Wirkung des Veronals und seiner Fähigkeit, den Sedierungs- bzw. Narkotisierungsgrad eines Patienten mit ausreichender Sicherheit zu deuten. Nur ein geübter „klinischer Pharmakologe" konnte sich daher diese Aussage zutrauen.

4.1.5 Narkosemaske für Operationen in Bauchlage (v. d. Porten 1914 b)

Diese Veröffentlichung v. d. Portens im Zentralblatt für Chirurgie ist die erste, die sich ausschließlich mit Narkosefragen beschäftigt. In ihr stellt er eine Weiterentwicklung der „Eppendorfer Narkosemaske" oder „Sudeckschen Äthermaske" vor. Sie führte 1902 sein Oberarzt P. Sudeck in die Narkosetechnik ein (Sudeck 1902, S. 353).

Bis dato „dominierten die einfachen Tropfmethoden, wie sie James Young Simpson (1811–1870) erstmals 1847 in Edinburgh propagiert hatte. Im Schrifttum trifft man auf eine unglaublich große Zahl von verschiedenen Masken, deren Vor- und Nachteile heiß diskutiert wurden. Beispiele sind die Masken von Esmarch, Kocher, Schimmelbusch oder Yankauer. Um den Eintritt der Narkose zu beschleunigen, kam man schließlich auf die Idee, den Zutritt von Luft einzuschränken. Zu diesem Zweck wurden die bekannten Drahtkörbe der Tropfmasken durch kaminartige Röhren ersetzt. Beispiele sind die Masken von G. Killian (1920) oder Denis Brown (1928). Diese sogenannte „geschlossene Methode" der Äther- oder Chloroformnarkose wurde von P. Sudeck (1866–1945) etwas verfeinert. Er trennte nämlich die Ätherkammer von der eigentlichen Maske durch ein Plättchenventil und baute in die Maske ein Exspirationsventil ein" (Wawersik 1982, S. 543).

Diese Tropfmasken waren für Operationen in Bauchlage wenig geeignet. E. .v. .d. Porten stellt in der Arbeit die Konstruktion einer Narkosemaske für solche Operationen vor:

„Ich habe, um diesen Schwierigkeiten zu begegnen, ohne auf das Prinzip der Sudeckschen Ventilmaske zu verzichten, eine neue Maske für diese Fälle konstruiert, indem die beiden Teile, Mundstück und Tupferhalter, aus ihrer festen Verbindung gelöst und durch einen dicken, 35 cm langen Schlauch beweglich miteinander verbunden wurden (s. Abb.).

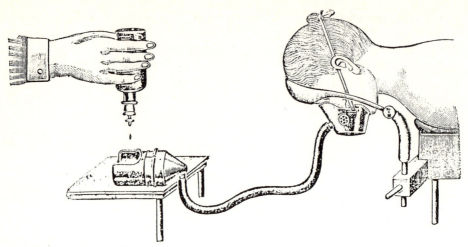

Abb. 8. Narkosemaske für Operationen in Bauchlage

Das Mundstück kann am Kopf des Pat. festgeschnallt werden oder muß bei Trepanationen gehalten werden; der Tupferhalter kann abseits vom Operationstisch gelagert werden und macht den Gazetupfer dem fallenden Tropfen bequem zugänglich."

Welche Bedeutung die einfach anzuwendende Tropfnarkose auch in der Klinik hatte, verdeutlicht die Arbeit von Sudeck über „Die Stellung des Ätherrausches unter den Methoden der Anästhesierung" von 1909 (S. 293). Aus dem Artikel geht hervor, daß der Roth-Dräger-Narkoseapparat, der 1902 auf den Markt kam und seit 1903 für Sauerstoff-Chloroform-, Sauerstoff-Äther- und Sauerstoff-Äther-Chloroform-Narkosen verwendet wurde (Haupt 1983, S. 1–2), bis zum Ersten Weltkrieg nur selten in Gebrauch war: „Ich habe mir von Leonhardt Schmidt und Co., Hamburg, Gr. Burstah 5, kleine Tropfapparate construiren lassen, mit denen man auf die einfachste und bequemste Weise eine ganz genau dosirte Tropfung herstellen kann. Es ist ein Flaschenstöpsel mit einer kleinen Schraube, durch deren Drehung die Ausflußöffnung beliebig größer und kleiner eingestellt werden kann. Die Flasche mit dem Narkoticum wird auf den Kopf gestellt und dauernd so gehalten. Die durch Verminderung der Flüssigkeit verdünnte Luft wird durch ein Luftrohr wieder ersetzt. Die einfachen Stöpsel können auf die in den Apotheken erhältlichen Originalflaschen aufgesetzt werden, nur muß die Länge des Luftrohrs einigermaßen der Höhe entsprechen. Ich benutze Schering's Äther pro narcosi 50 g und Anschütz' Chloroform 25 g. Man kann auch leicht beide Flaschen gleichzeitig in einer Hand halten und tropfen lassen. Diese einfachen Tropfstöpsel machen mir den Roth-Drägerschen Apparat fast ganz entbehrlich und ich benutze ihn nur in den seltenen Fällen, wo es mir auf die Zuführung von Sauerstoff ankommt."

Bemerkenswert ist, daß trotz der offensichtlichen Vorzüge des Roth-Drägerschen Apparates die Tropfnarkose auch in der Klinik noch lange Zeit das Verfahren der Wahl war. Die Möglichkeit, einen genauen Sauerstofffluß einzustellen (Wawersik 1982, S. 546) und durch den neuentwickelten Narkotikuminjektor Chlorofom und

Äther exakt dosieren zu können (Haupt 1983, S. 1–2), die der Apparat seit seiner Einführung in die Klinik 1902 bot, war anscheinend anfangs kein so offensichtlicher Vorteil gegen die einfache Handhabung der Tropfnarkose.

Diese hielt sich vor allem in den Praxen der niedergelassenen Ärzte, zu denen v. d. Porten seit 1911 gehörte.

Der Artikel scheint ein gewisses Interesse erregt zu haben, da er in der Münchner Medizinischen Wochenschrift 31 (1914), S. 1747, referiert wurde.

4.1.6 Zur Behandlung des Delirium tremens mit Veronal (v. d. Porten 1915)

Nachdem Ernst v. d. Porten bereits 1914 in die Auseinandersetzung über die Therapie des Delirium tremens, basierend auf seinen Ausführungen von 1910, eingegriffen hatte, faßt er während des Kriegsjahres 1915 die Ergebnisse seiner Untersuchungen an Hand neuen statistischen Materials aus der Direktorialabteilung des Allgemeinen Krankenhauses St. Georg zusammen und publiziert seinen dritten Artikel zur Delirtherapie mit Veronal.

Das Ergebnis seiner Forschungen ist erneut, daß „auch von theoretischen, pharmakologischen Gesichtspunkten aus nach genauer pharmakologischer Analyse seiner Wirkung das Veronal bei der Behandlung des Delirium tremens durchaus indiziert ist" (v. d. Porten 1914a, S. 34).

Er geht dabei zunächst von einer Analyse der vorhandenen Literatur über die Delirtherapie aus, bei der nicht nur deutschsprachige Artikel, sondern auch eine Arbeit aus dem *American Journal of the Medical Sciences* (Ranson/Scott 1911) seine Beachtung finden. Die Forderungen, die er dann an ein „Idealmittel für die Behandlung des Delirium tremens" stellt, entsprechen auch nach heutigen Begriffen den Bedingungen, die an ein Narkosemittel gestellt werden.

Seine Forderungen lauten (v. d. Porten 1915, S. 34):

„1. daß die Zentren der Medulla oblongata der Einwirkung des Mittels am wenigsten zugänglich seien (also erst nach den sensiblen Zentren von Gehirn und Rückenmark ergriffen werden),

2. daß die anfängliche Reizwirkung auf die motorischen Zentren möglichst gering sei".

Grundlage der beiden ersten Forderungen war die theoretische Unterscheidung von 3 Phasen der Narkose in der Reihenfolge der Lähmungserscheinungen, die damals getroffen wurde:
  I. die zerebrale Phase,
 II. die spinale Phase,
III. die bulbäre Phase.

Diese Differenzierung gründete sich auf Untersuchungen von Bernstein (1870), Bernhard (1875), Overton (1901), u. a.

Die Auffassung, daß das Großhirn viel empfindlicher sei als das Zwischenhirn und der Hirnstamm, wurde erst Anfang der zwanziger Jahre durch Untersuchungen von Forbes u. Miller (1922, zit. nach Killian 1954, S. 33–37) geändert.

„*3. daß die den Blutdruck herabsetzende Lähmung der Vasomotorenzentren möglichst spät oder gar nicht eintrete*".

Die erste Beobachtung dieser Art soll von Hill 1895–1897 getätigt worden sein, der sah, daß die normale Anpassungsreaktion auf Kopftieflagerung unter Chloroformnarkose frühzeitig gestört ist und später vernichtet wird. Ein Jahr nachdem v. d. Porten seine Forderung postuliert, entdeckten Ramson und Billingsley durch Elektrostimulation eine Teilung des Vasomotorenzentrums in ein Vasokonstriktions- und Vasodilatationszentrum (Killian 1954, S. 177–178). Diese Entdeckung aktualisierte die Forderung v. d. Portens sicherlich.

„*4. daß keine oder nur geringe allgemeine Zellgiftigkeit vorliege*".

Der erste, welcher Todesfälle nach Chloroformnarkose mit einer Giftwirkung auf die Leber in Zusammenhang brachte, soll Casper (1850) gewesen sein. Nothnagel beschrieb schon 1866 Degenerationserscheinungen und fettige Infiltrationen der Leber nach Chloroformanwendung. Whipple u. Sperry (1909) fanden in Tierversuchen schon nach ein- bis zweistündiger Chloroformnarkose ausgedehnte Nekrosen in den Zentren der Leberläppchen (Killian 1954, S. 217–218).
Diese Forderung, die sich wohl auf die Kenntnis der o. g. Untersuchungen gründet, versucht v. d. Porten in seinen späteren Artikeln durchzusetzen (v. d. Porten 1922, 1925 a, 1929, 1930 b).

Die letzte seiner Forderungen:
„*5. daß keine anderen unangenehmen Nebenwirkungen vorhanden seien*".

Sie stellt lediglich eine allgemeine Abrundung seiner ansonsten recht spezifischen Anforderungen an ein Hypnotikum dar.
Entsprechend seiner Forderungen lehnt er Morphin, Scopolamin (oder Hyoscin) und Chloralhydrat ab. Paraldehyd, Urethan und Hedonal sind zu schwach, Sulfonal, Trional und Tetronal haben „unangenehme Nebenwirkungen auf den Darm und bewirken (wohl mittels der Sulfongruppe) die Bildung von Hämatoporphyrin und Ausscheidung dieses pathologischen Blutfarbstoffs durch den Urin" (v. d. Porten 1915, S. 35).
Die Ablehnung des Scopolamins, die sich in seinen späteren Prämedikationsempfehlungen auswirkt (v. d. Porten 1925 b, 1926, 1929, 1929/30 a, 1930 b), gründet sich seiner Meinung nach auf die atemdepressiven Wirkungen, die Auslösung von Delirien und die unterschiedliche Empfindlichkeit der Patienten.
1928 berichtet Genz: „In der Sudeckschen Klinik verzichteten wir auf das nicht ganz ungefährliche Skopolamin und gaben Atropin 0,001 und 0,02 Morphium (fraktioniert 0,01 und 0,01) (Genz 1928, S. 381).
Dieser Verzicht gründet sicher in den Untersuchungen v. d. Portens zu dieser Zeit.
Belegt werden die theoretischen Überlegungen v. d. Portens durch die Therapieergebnisse bei 382 Deliranten am Allgemeinen Krankenhaus St. Georg der Jahre 1910 bis 1913, deren Mortalität 5,49% betrug.

Ernst v. d. Portens Beschäftigung mit diesem Thema zeigt, daß er eine große Erfahrung mit den damals üblichen Sedativa und Hypnotika besitzt und auch die theoretischen Grundlagen kennt. Diese Überlegungen zur Narkosetheorie des „klinischen Pharmakologen" v. d. Porten stellen die Basis zum späteren Arzt „mit Narkose als Spezialfach" dar.

Der Artikel wird in der Therapie der Gegenwart, 2 (1915), S. 75, und in der Münchner Medizinischen Wochenschrift, 3 (1915), S. 84, besprochen. Anscheinend war ein wissenschaftliches Interesse an diesem Artikel in größerem Ausmaß vorhanden, da er in zwei Zeitschriften erwähnt wird. Besonders ausführlich äußert sich der Herausgeber der Therapie der Gegenwart Klemperer, da in seiner Zeitschrift die erste Veröffentlichung zu dem Thema erschien.

4.1.7 Die Anwendung der d'Arsonvalisation bei Spondylitis deformans
   (v. d. Porten 1918)

Im letzten Jahr des Ersten Weltkrieges beschäftigt sich Ernst v. d. Porten mit der physikalischen Therapie der Spondylitis deformans. Er berichtet in einer Arbeit aus der Abteilung für physikalische Therapie des Allgemeinen Krankenhauses St. Georg über die Verwendung der d'Arsonvalisation.

Über dieses physiotherapeutische Verfahren berichtet Prof. Ludwig Mann aus Breslau 1925:

„Die Verwendung der Hochfrequenzströme wurde im Jahre 1892 von dem französischen Physiologen d'Arsonval in die Therapie eingeführt, unmittelbar nachdem die technische Herstellung dieser Ströme dem tschechisch-amerikanischen Ingenieur Tesla gelungen war. Im Anschluß an die ersten, außerordentlich vielversprechenden Berichte von d'Arsonval und seinen Mitarbeitern (darunter besonders Apostoli) wurde das als Arsonvalisation bezeichnete Verfahren in Frankreich allgemein aufgenommen und während der inzwischen vergangenen drei Jahrzehnte daselbst zu einem allgemein üblichen, sehr ausgiebig verwandten elektrotherapeutischen Heilverfahren ausgebaut. Im Gegensatz dazu hat sich das Verfahren in Deutschland nur sehr wenig eingebürgert. Zwar erschienen alsbald auch von deutscher Seite einige Publikationen, die aber verhältnismäßig wenig Beachtung fanden, und die d'Arsonvalisation blieb bei uns ein Sondergebiet einzelner Elektrotherapeuten, wurde aber keineswegs unter die allgemein gebräuchlichen Heilverfahren aufgenommen" (Mann 1925, S. 547).

Anlaß für v. d. Porten, sich mit diesem unüblichen Verfahren der Schmerztherapie zu beschäftigen, ist seiner Meinung nach die Tatsache, „... wie wenig erfolgreich die medikamentöse Therapie bei den deformierenden Arthritiden überhaupt ist, und die Spondylitis deformans macht keine Ausnahme davon. Weder mit dem Salizyl noch mit dem Atophan kann man bei der Spondylitis deformans irgendwie befriedigende Erfolge erzielen; aber auch das große Gebiet der physikalischen Therapie bietet kaum ein Mittel, mit dem man den sehr erheblichen Beschwerden dieser Kranken wirksam begegnen könnte, und es mag daher von Interesse sein, daß man mit der d'Arsonvalisation doch recht gute Erfolge erzielen kann" (v. d. Porten 1918, S. 404).

Zu den weniger erfolgreichen „Mitteln aus dem großen Gebiet der physikalischen Therapie" zählt er neben „Dampfduschen, heißen Packungen und Lichtteilbädern" auch die Diathermie. Über sie urteilt Mann: „Nur eine Modifikation des Verfahrens (d'Arsonvalisation, Anm. d. Verf.), die etwa von 1908 ab bekannt wurde, welche wesentlich darauf beruht, daß die Wärmewirkung der Hochfrequenzströme voll zur Geltung gebracht wird, die sogenannte Diathermie, hat auch von seiten der deutschen Ärzte eine sehr ausgiebige, manchmal vielleicht sogar das Indikationsgebiet überschreitende, Anwendung gefunden" (Mann 1925, S. 547).

In seinem Artikel stellt v. d. Porten zunächst die Symptomatik der Spondylitis deformans vor. Er beschreibt dann die Methode und begründet die Verwendung des Verfahrens mit Fallbeispielen aus seiner Praxis. Er ist sich darüber im klaren, „daß es sich auch bei der d'Arsonvalisation nur um eine symptomatische Therapie handelt" (v. d. Porten 1918, S. 405), aber: „Sicher ist jedoch, daß die Patienten durch die Anwendung der d'Arsonvalisation Erleichterung und eine Verminderung ihrer oft sehr erheblichen Beschwerden haben, und da die Therapie der Spondylitis deformans im übrigen als in so trübes Kapitel anzusehen ist, so erachte ich es als sehr erfreulich, daß wir in der d'Arsonvalisation ein Mittel haben, mit dem wir, wenn auch in bescheidenen Grenzen, doch helfen können" (v. d. Porten 1918, S. 406).

Wenn auch der Inhalt der Arbeit zunächst recht wenig zu dem Urteil Fischers (1932, S. 1238) paßt, daß v. d. Portens „Arbeiten besonders dem Studium der Narkose gewidmet sind", zeigt aber die Intention seiner Bemühungen, „Erleichterung und Verminderung ihrer oft erheblichen Beschwerden" bei den Patienten zu erzielen, eine Grundhaltung an, die auch dem heutigen Berufsethos eines Anästhesisten entsprechen sollte.

Das Berufsbild „Anästhesist" wird bei v. d. Porten nicht nur durch die frühzeitige Beschäftigung mit der Narkoseführung und den pharmakologischen Grundlagen der Hypnotika und Sedativa geprägt, sondern auch durch den Aspekt der „Schmerztherapie" bei Leiden, die einer spezifischen Behandlung nicht zugänglich sind.

4.1.8 Die Frage des Narkotikums (v. d. Porten 1922)

Am 6. 11. 1847 führte der Gynäkologe und Geburtshelfer James Young Simpson in der Royal Infirmary in Edinburgh die erste Chloroformnarkose für Prof. Miller durch (Killian 1954, S. 17).

Das Chloroform besaß wesentliche Vorzüge gegenüber dem Äther. Man benötigte nicht nur kleinere Mengen, sondern erzielte mit ihm relativ störungslos eine raschere und tiefere Narkose mit besserer Entspannung. Die Unannehmlichkeiten während der Anflutung fielen weg, man brauchte kein Inhalationsgerät und der süßliche Geruch des Chloroforms wurde von den Patienten dem des Äthers vorgezogen. Ferner löste das Chloroform keinen starken Reiz auf die oberen Luftwege aus.

Den erstaunlichen Erfolgen mit der Chloroformnarkose folgten eine ganze Anzahl Todesfälle. Nach jahrzehntelangem heftigem wissenschaftlichem Streit kam es durch die Untersuchungen von Embley 1896 (S. 660–664) und die Narkosestatistiken von Gurlt 1897 (S. 473) in Deutschland zu einer Abkehr von der Chloroformnarkose und zur Wiedereinführung der Äthernarkose.

Dennoch konnte sich die Chloroformnarkose in Deutschland noch lange behaupten. Nach der Narkosestatistik der chirurgischen Universitätsklinik Heidelberg (Killian 1954, S. 463) wurden Chloroformnarkosen bei ambulanten Patienten noch bis zum Zweiten Weltkrieg angewendet. Auch nach Veröffentlichung der Untersuchungen von Levy 1922, in denen er definitiv den chloroformbedingten Herzstillstand nachwies, wurde das Chloroform z. B. in Freiburg noch lange Zeit bei kleinen Kindern verwendet (Killian 1964, S. 28). Noch 1924 äußerten sich die Gynäkologen Calmann und Grube in Anwesenheit v. d. Portens auf der Sitzung des Ärztlichen Vereins in Hamburg vom 30. 12. 1924 positiv über das Chloroform: „Die Angst vor der Chloroformnarkose ist übertrieben. Künstlerisch ausgeführt mit kleinen und kleinsten Mengen durch einen geübten Arzt, ist sie nicht schädlich. In 25jähriger Frauenpraxis hat sich das Chloroform bewährt" (Ärztlicher Verein Hamburg 1925 a). Calmann bezeichnet sich sogar als „Anhänger der Chloroformnarkose".

Erst 1931 berichtet G. Kaye: „In Germany chloroform is not used in most of the clinics visited by the writer. This negative attitude becomes, in Hamburg and Freiburg, an active aversion" (Kaye 1931, S. 4).

In diesen Widerstreit der Meinungen greift der vorliegende Artikel v. d. Portens 1922 ein. „75 Jahre sind etwa verflossen, seit das Chloroform zum ersten Male zur Inhalationsnarkose verwandt wurde, und noch heute ist man im allgemeinen nicht imstande, die Gefahren der Narkose mit Sicherheit auszuschließen" (v. d. Porten 1922, S. 830).

Anschließend zählt v. d. Porten die Fortschritte auf, die seit der Einführung des Chloroforms erzielt wurden. Der „Fortschritt von der Gieß- zur Tropfmethode, die Arbeiten von Schleich und Sudeck". Bei der Erwähnung von C. L. Scheich wird er weniger an dessen Beiträge zur Infiltrationsanästhesie, die er 1892 auf dem Deutschen Chirurgenkongreß demonstrierte (Schleich 1892, S. 121–127), gedacht haben, sondern an die Einführung seiner Siedegemische aus Chloroform, Äther und Chloräthyl (S. 4.1.2).

Bei den Arbeiten seines ehemaligen Oberarztes Sudeck bezieht er sich auf dessen Ausführungen zur Rauschanalgesie mit Äther (Sudeck 1909).

Zu den Fortschritten zählt er auch die „Erfindung der Eppendorfer Narkosemaske und der Tropfflasche" (S. 4.1.5), sowie die Einführung des Roth-Drägerschen Apparates. Der Roth-Drägersche Narkoseapparat war 1902 in die Klinik eingeführt worden und stellte das erste Narkosegerät in Deutschland dar, das einen genau zu dosierenden Sauerstoff- und Narkotikumfluß ermöglichte. Mit seinen Weiterentwicklungen Narkose-Wiederbelebungsapparat Roth-Dräger-Krönig, Überdruck-Mischnarkoseapparat Roth-Dräger-Krönig und dem Dräger-Kombinationsapparat für Mischnarkose, Überdrucknarkose und Wiederbelebung, die ab 1913 zur Verfügung standen, war die erste Entwicklungsphase der Dräger-Narkosetechnologie abgeschlossen (Haupt 1983, S. 1–10).

Trotz dieser Fortschritte, meint v. d. Porten, „ist dem Gros der Ärzte die Wissenschaft von der Narkose eine Terra incognita, die Ausführung der Narkose eine Quantité négligeable und das Gelingen der Narkose mit wenig Übertreibung fast jedesmal ein glücklicher Zufall geblieben" (v. d. Porten 1922, S. 831).

Um eine sichere Narkose zu gewährleisten, stellt er zwei Forderungen „im Interesse der Sanierung des Narkosegebietes" auf. Seine erste lautet: „Genaues Vertrautsein des Narkotisierenden mit der Theorie und Praxis der Narkose". D. h.

„der narkotisierende Arzt muß eine genaue Kenntnis der Vorgänge bei der Narkose haben". Zu diesen Kenntnissen gehört seiner Meinung nach das Wissen über die stufenweise Blockade des ZNS (S. 4.1.6), Über die Narkosestadien mit besonderer Kenntnis des Stadium analgeticum (1909 von Sudeck beschrieben) sowie des Reflexverhaltens während der Narkose.

Diese erste Forderung kann nur erfüllt werden, „wenn sich ganz allgemein bei den Chirurgen und insbesondere bei den Chirurgen, die Lehrstühle innehaben, ein größeres Interesse für die Narkose einstellt, wenn auch bei der ärztlichen Hauptprüfung und während des praktischen Jahres in allen chirurgischen Kliniken auf einen sorgfältigen Unterricht in der Kunst der Narkose Wert gelegt wird" (v. d. Porten 1922, S. 832).

Mithin fordert v. d. Porten in einem renommierten Fachblatt die Einführung eines Unterrichtes in Narkose mit Prüfung. Der Appell an die Chirurgen mit Lehrstühlen dürfte an Sudeck gerichtet gewesen sein, der 1923 o. Professor an der neugegründeten Universität Hamburg werden wird.

Die bescheidene Forderung nach einer Verankerung der Wissenschaft von der Narkose wenigstens in den akademischen Lehrplänen und Prüfungsordnungen, nachdem bereits 1893 die „Society of Anaesthetists" in England und 1912 die „American Society of Anesthetists" gegründet worden waren, erscheint v. d. Porten selber so kühn, daß er meint: „Das wird so bald nicht sein".

Seine Forderung wird erst Jahre später erfüllt werden. 1929 berichtet H. Schmidt auf dem Anästhesistenkongreß in Minneapolis: „We, in Germany, hope to make progress when we are in a position to educate practitioners in the expert methods of anesthesia. The collection of experiences on a large scale can then be used to its full extent. The University of Hamburg is the first in Germany to attempt this, and, as a lecturer there, it will be my special desire to develop the educational aims and progress of this most important branch of medical practice. It is our intention to establish in Hamburg a school of anesthesia..." (Schmidt 1929, S. 23).

Um so entschlossener formuliert v. .d. Porten seine zweite Forderung: „Fort mit dem reinen Chloroform!" (v. d. Porten 1922, S. 832).

Begründet wird seine Ablehnung des reinen Chloroforms mit der „grossen Zellgiftigkeit" und der „geringen Narkosebreite". Die Ablehnung des Chloroforms überträgt er auch auf das Chloräthyl, das 1910 von Lotheissen u. Kulenkampff als „Rausch- und Startnarkotikum" eingeführt worden war (Killian 1954, S. 21).

Als Alternative benutzt er die Schleichschen Narkosegemische oder „einfache Gemische von Chloroform pro narcosi und Äther pro narcosi. Ein solches Gemisch von 1 Raumteil Chloroform mit 3 Raumteilen Äther wende ich seit Jahren bei allen Narkosen an, und zwar sowohl bei langdauernden Laparotomien als auch bei kurzen Räuschen" (v. d. Porten 1922, S. 832). Der Gedanke, durch Kombination bestimmter Narkosemittel die Nachteile des einen durch Vorzüge des anderen auszugleichen, kam schon 1864 nach dem ersten englischen Chloroformkomitee G. Harley, der die A.C.E.-Gemische aus einem Teil Akohol, zwei Teilen Chloroform und drei Teilen Äther einführte (Killian 1954, S. 19). Die letzten Untersuchungen über diese Mischungen wurden 1939 von H. Killian durchgeführt, wobei es sich zeigte, daß diese Gemische nicht zu kalkulierende physikalische Eigenschaften besaßen und deshalb aus dem Narkosegebrauch verschwanden (Killian 1954, S. 69).

Zusammenfassend stellt E. v. d. Porten in seiner Arbeit zwei grundlegende Forderungen auf. Die eine standespolitischer Natur, die andere geprägt von seinem wissenschaftlichen Interesse. Seine eindeutige Stellungnahme zur „Frage des Narkotikums" ist auch nach späteren wissenschaftlichen Erkenntnissen berechtigt, der Verweis auf die Narkosegemische stellt aber retrospektiv einen Irrweg dar. Zu dieser Erkenntnis werden aber nach seiner Publikation noch mehrere Jahre benötigt.

Referiert wird die Arbeit in zwei Zeitschriften. In der *Münchner Medizinischen Wochenschrift* 26 (1922), S. 979, und in der *Klinischen Wochenschrift* 38 (1922), S. 1912, da die Forderung nach einem Narkosespezialismus und die engagierte Stellungnahme zum Chloroform sicherlich einiges Aufsehen in der medizinischen Fachwelt erregten.

4.1.9 Besteht ein Bedürfnis für ein neues halogenhaltiges Narkotikum?
(v. d. Porten 1925 a)

Das 1922 gefällte Urteil über das reine Chloroform („Fort mit dem reinen Chloroform!") und das Chloräthyl begründet E. v. d. Porten mit der „Zellgiftigkeit" und der „geringen Narkosebreite" (S. 4.1.8).

Der erste, welcher Todesfälle nach Chloroformnarkose mit einer Giftwirkung auf die Leber in Zusammenhang brachte, soll Casper (1850) gewesen sein. Nothnagel beschrieb schon 1866 Degenerationserscheinungen und fettige Infiltrationen der Leber nach Chloroformanwendung. Whipple u. Sperry (1909) fanden in Tierversuchen schon nach 1–2stündigen Chloroformnarkosen ausgedehnte Nekrosen in den Zentren der Leberläppchen (Killian 1954, S. 217). 1922 waren die Untersuchungen über die funktionellen Leberschädigungen noch im Gange. W. Bourne, den v. d. Porten auf dem Anästhesistenkongreß in Nottingham 1926 kennenlernen wird, und Rosenthal (Killian 1954, S. 212) veröffentlichten 1928 erste Ergebnisse. Müller (1908) und Hasselbach (1901) beschrieben Leberparenchymschäden nach Chloräthylnarkosen (Killian 1954, S. 215). Pankreasschäden nach Chloroformnarkose beschrieben ebenfalls Whipple u. Sperry (1909; Killian 1954, S. 233). Seit Langenbeck (1850) und Casper (1850) hat man sich mit spezifischen Nierenschädigungen nach Chloroformexposition beschäftigt (Killian 1954, S. 233).

Trotz dieser Erkenntnisse und der Warnungen v. d. Portens wurden die Narkotika weiterverwendet, und Kulenkampff lobt noch 1937 die Narkosetiefe des Chloroforms und glaubt, der „zentrale Narkosetod" trete nur bei dazu veranlagten vegetativ labilen Patienten auf (Kulenkampff 1937, S. 77–83). Die verstärkte Suche nach weniger giftigen Narkotika führte schließlich zur Einführung eines weiteren Abkömmlings aus der Reihe der halogenierten Wasserstoffe, des Solästhins.

Von Rejnault 1860 dargestellt, wurde es zuerst von Hellwig am Menschen angewandt (Giessemann 1930, S. 287–289). Chemisch handelte es sich um Methylenchlorid (Dichlormethan). In Deutschland wurde es von Hosemann 1923 in die Klinik eingeführt (Killian 1954, S. 21). Verwandt wurde es zum Kurzrausch, zum protrahierten Rausch und zur Einleitung der Äthernarkose.

Der vorliegende Artikel v. d. Portens bezieht sich auf eine Arbeit von Mensch (1924, S. 1607–1608), Assistent am chirurgisch-poliklinischen Institut der Universität Leipzig bei Prof. Sonntag. Dieser berichtet über 500 Rauschnarkosen mit Solästhin. Begründet wird die Verwendung des Solästhins mit einer Arbeit Kronachers (1923), der, wie v. d. Porten ein Jahr zuvor, zu dem Schluß kommt: „Fort mit dem Chloräthyl!" Das Ergebnis der Untersuchungen Menschs ist, daß das Solästhin ein besseres Rauschnarkotikum als Chloroform und Äther ist und auch protrahierte Rauschnarkosen mit ihm durchgeführt werden können.

In scharfer Form widerspricht ihm v. d. Porten. Seine 1922 formulierte Ablehnung gegen die halogenierten Wasserstoffe Chloroform und Chloräthyl überträgt er induktiv auf alle halogenhaltigen Narkotika, wohl unter Berücksichtigung der bisher angewachsenen Literatur über ihre Nebenwirkungen: „... ich halte den Übergang zu einem halogenhaltigen Narkotikum hier für einen bedenklichen Rückschritt und möchte davor warnen, solange nicht klinisch nachgewiesen ist, daß dieses halogenhaltige Narkotikum mindestens so ungefährlich für Herz-, Leber- Pankreas- und Nieren-Parenchym ist wie der Aether" (v. d. Porten 1925 a, S. 235).

Außerdem greift er die Argumentation von Mensch (1924, S. 1608): „Vor allen Dingen aber der Umstand, daß wir imstande sind, ein protrahiertes Rauschstadium sicher und ohne Gefahr für den Patienten über lange Zeit hinaus auszudehnen, so daß es auch bei länger dauernden Operationen angewandt werden kann, macht uns das Solästhin bei unseren poliklinischen Eingriffen wertvoll..." auf und entkräftet sie mit der Feststellung „... daß das Stadium analgeticum eine pathologisch-physiologische Tatsache des menschlichen Zentralnervensystems ist und daß man dieses Stadium mit jedem Narkotikum erreichen und bei genügender Übung auch beliebig lange darin verweilen kann" (v. d. Porten 1925 a, S. 235).

Begründet wird diese Aussage wieder mit der „klassischen ersten Veröffentlichung über den Ätherrausch" seines ehemaligen Oberarztes Sudeck (1909).

Seine besondere Ablehnung gilt der Feststellung von Mensch (1924, S. 1608): „Kinder vertragen den Solästhinrausch gut". Besonders bei Kindern sieht er keinen Anlaß, den Äther zu verlassen und auf ein Narkotikum überzugehen, das toxischer ist. Diese Meinung stand auch noch im Gegensatz zu der Freiburger Schule, wo zwar H. Killian 1926 ebenfalls das Chloroform abschaffte, aber zusammen mit Rehn zunächst noch glaubte, es „bei kleinen Kindern nicht entbehren zu können" (Killian 1964, S. 28).

Die positive Einstellung v. d. Portens zur Äthernarkose bei Kindern, über die er 1929/30 in einer Arbeit speziell berichtet, wird aber zum Zeitpunkt der Veröffentlichung der vorliegenden Arbeit bereits durch seine guten Erfahrungen mit der Narcylen-Gasnarkose relativiert. Diese Gasnarkose, die er seit August 1924 auch bei Kindern anwendet, bewirkt eine distanziertere Einstellung v. d. Portens zur Äthernarkose bei Kindern, die von Autoren, die seine spätere Arbeit zitieren, in eine Ablehnung uminterpretiert wird (Pfaundler u. Schloßmann 1931, S. 261; Voigt 1940, S. 74).

Das Interesse, das durch die Kontroverse zwischen den Befürwortern des Solästhinrausches und Gegnern wie v. d. Porten geweckt wurde, ist rege und der Artikel wird gut referiert: In der Medizinischen Klinik 14 (1925), S. 517, dem Zentralblatt für Chirurgie 33 (1925), S. 1865 und der Münchner Medizinischen Wochenschrift 10 (1925), S. 404 wird über ihn berichtet.

4.1.10 Narcylen in der Privatpraxis (v. d. Porten 1925 b)

Noch während Ernst v. d. Porten seine drastische Ablehnung der halogenhaltigen Wasserstoffe formulierte, arbeitete er mit einem neuen Narkotikumtyp. Neben den bisher üblichen Inhalationsnarkotika entwickelte sich die Gasnarkose. In den USA wurde 1923 das Äthylen durch den Physiologen Luckhardt und seinen Mitarbeiter Carter an der Universität Chicago in die chirurgische Anästhesie eingeführt. Unabhängig davon propagierten H. Wieland und C. J. Gauß, die beiden späteren Mitherausgeber von *Der Schmerz*, nach tierexperimentellen Untersuchungen und klinischen Beobachtungen im gleichen Jahr die Betäubung mit Acetylen (C_2H_2) in Deutschland. Das Acetylen wurde von seinen giftigen Beimischungen befreit und in Aceton gelöst in explosionssicheren Stahlbomben von der Firma Boehringer & Sohn, Ingelheim, unter dem Namen Narcylen für Betäubungszwecke in den Handel gebracht.

Zu der Zeit arbeiteten beide an der Universitäts-Frauenklinik in Freiburg unter Krönig und in dem Pharmakologischen Institut unter P. Trendelenburg. 1923 folgte Gauß einer Berufung als Ordinarius für Frauenheilkunde nach Würzburg und Wieland übernahm 1925 die Lehrkanzel in Heidelberg, wo er am 7.5.1929 starb.

Ernst v. d. Porten berichtet in der Arbeit über seine Erfahrungen mit Narcylennarkosen als Widerspruch zu einer Arbeit von Hurler aus der Münchner Universitäts-Frauenklinik unter Döderlein (Hurler 1925, S. 468–470).

Seine frühe Beschäftigung mit Narcylen rührt sicherlich von der intensiven Beschäftigung Sudecks mit der Gasnarkose her. „The clinic of Prof. Sudeck in Hamburg was one of the first to adopt gas anesthesia with acetylene, the great advantages and beneficial qualities of which were quite enthusiastically proclaimed" (Schmidt 1929, S. 22). Durchgeführt wurden von ihm 121 Narcylennarkosen von Ende August 1924 bis Ende April 1925 für sechs verschiedene Operateure ausschließlich an „Privatkranken".

Nach einem Vorwort, in dem er ausführt, daß er sich „seit ca. 13 Jahren mit der Narkose beschäftige und daher die Äthertropfnarkose in allen Einzelheiten beherrsche", geht er auf verschiedene Probleme der Narcylennarkose ein.

Zunächst diskutiert er das von Gauß und Wieland angegebene Prämedikationsschema. Die beiden letzteren empfehlen eine Prämedikation mit Morphin und Scopolamin: „Es hat sich außerdem als zweckmäßig erwiesen, einige Zeit vor Beginn der Betäubung eine ausreichende Dosis von Scopolamin und Morphin zu verabfolgen. Mit dem Morphin wollen wir die psychische Beruhigung erreichen, mit dem Scopolamin der gelegentlich beobachteten Salivation vorbeugen. Versuche, Atropin anstatt Scopolamin zu geben, wurden wegen der besseren Wirkung des Scopolamins und des zugleich mit ihm erstrebten Dämmerschlafes wieder aufgegeben" (Gauß u. Wieland 1923, S. 114).

Mit dieser Empfehlung knüpfen beide an die guten Erfolge von Gauß (1906) mit dem „Dämmerschlaf" in der geburtshilflichen Analgesie an, den er 1906 einführte und zu dem er durch die Arbeiten von Schneiderlin u. Korff angeregt worden war.

Ernst v. d. Porten weicht von diesem Schema ab und verabreicht Atropin anstatt Scopolamin. Die Gabe von Atropin habe den Vorteil, keinen atemdepressiven Effekt auszuüben und diese Vorbereitung auch bei Kindern durchführen zu lassen. Grundlage für seine Modifikation sind zum einen die Ergebnisse von M. Kochmann, die er zitiert und der bereits 1905 warnte: „Damals aber habe ich auch schon auf die Gefahren hingewiesen, welche das Skopolamin und mithin erst recht die Morphin Skopolamin-Kombination in sich birgt" (Kochmann 1905, S. 810), zum anderen werden seine eigenen Erfahrungen mit dem Scopolamin (v. d. Porten 1915) die Bevorzugung des Atropins bewirkt haben. Dieser Prämedikationsvorschlag v. d. Portens wird noch 1939 von Wilde als erwähnenswerte Quelle bei seinem Überblick über den Stand der Gasnarkose 1939 zitiert.

Ein weiterer Diskussionspunkt betrifft die Theorie der Gasnarkose. Die bis dato weitgehend anerkannte Lipoidtheorie von Overton u. Meyer (1900) ging von der Annahme aus, daß alle indifferenten, fettlöslichen Substanzen auf lebendes Protoplasma narkotisch wirken können, sofern sie darin eine gewisse Konzentration erreichen (Killian 1954, S. 76). „Ganz anders verhalten sich nach Wieland und Gauß die Gase, besonders das Acetylen und Stickoxydul. Beides sind indifferente Gase mit gleichen Eigenschaften, vor allem der Wasserlöslichkeit. Die Bindung ist also physikalisch, nicht chemisch. Im Gegensatz zu den echten Narkotika, die alle lebende Substanz beeinflussen, wirken die betäubenden Gase lediglich auf alle sauerstoffbedürftigen Organe. Ihre Wirkung beruht auf einer Störung der Sauerstoffaufnahme oder Störung seiner Verwendung in den Nervenzellen. Es werden also die Oxydationsprozesse im Gehirn, vornehmlich im Großhirn gestört" (Genz 1928, S. 369–370). Gauß u. Wieland (1923, S. 113) selber sprachen nicht von einer Narkose, sondern von einer Betäubung: „Wir werden daher nicht im folgenden von einer Narkose, sondern von einer Betäubung mit Acetylen sprechen".

Ganz anderer Meinung ist v. d. Porten (1925, S. 1027): „In der Theorie mag man mit Gauß und Wieland den Unterschied zwischen den lipoidlöslichen Narcoticis und den wasserlöslichen betonen, für die Praxis sehe ich keinen Grund, einen Zustand, bei dem Großhirn und die reflexvermittelnden Zentren des Rückenmarks gelähmt sind, während die lebenswichtigen Zentren der Medulla oblongata ungelähmt bleiben, anders als mit dem Worte Narkose zu bezeichnen". Bemerkenswert ist seine Aussage, daß er als Praktiker anders überlegt als die Theoretiker Gauß und Wieland. In seinen späteren Artikeln wird der Bezug zur Praxis noch öfters erwähnt werden. Die Meinung v. d. Portens über die Narkosetheorie der beiden wird von Killian (1964, S. 19) geteilt: „Zwar stimmte an den theoretischen Vorstellungen, die besonders der blasse Wieland über die sogenannten *betäubenden Gase* entwickelt hatte, Verschiedenes nicht und erwies sich später als Irrtum, doch brachte uns der Vorstoß, den beide Männer unternommen hatten, großen Gewinn".

Anästhesiegeschichtlich interessant ist die Erwähnung von zwei Intubationsnarkosen in Narcylennarkose bei Kindern. „Die Intubationsnarkose, mit Äther ausgeführt, ist ja selbst für den Geübten ungemein schwierig" (v. d. Porten 1925 b, S. 1027). E. v. d. Porten beschreibt, daß er „den Trichter des Intubationsbestecks möglichst luftdicht in die größte Gummimaske montiert und dann wie gewöhnlich Narcylen und Sauerstoff in das System leitet". Ein für damalige Verhältnisse sicher ungewöhnliches Unterfangen. Obwohl 1869 Trendelenburg als erster die Intubation beim Menschen durchführte (Keys 1968, S. 96) und Kuhn sich in seiner Monographie „Pulmonale Narkose" (Killian 1954, S. 24) bereits große Verdienste um ihre Einführung erwarb, blieb sie in Deutschland ein weitgehend unbekanntes Verfahren. Daß sich für die meisten Kollegen v. d. Portens hier Neuland auftat, offenbart der Bericht Killians vom Besuch des Amerikanischen Anästhesistenkongresses in

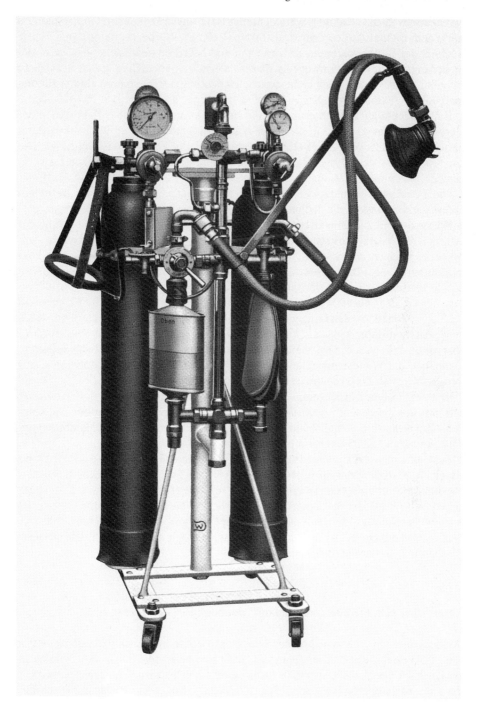

Abb. 9. Dräger-Lachgas-Narkoseapparat Modell A mit Kreisatmung und Äthertropfvorrichtung, ohne Überdruckvorrichtung (1925)

Minneapolis 1928: „Ralph Waters demonstrierte uns anschließend eine Intubation mit einem Ballontubus eigener Konstruktion (1928!). Wir betrachteten damals diese Technik der Intubation mehr als Kuriosum und begriffen noch nicht, was außer der Sicherung der freien Atemwege an diesem Verfahren vorteilhaft sei. Waters ahnte offenbar damals selbst noch nicht, welche Bedeutung der Intubation einmal zukommen sollte" (Killian 1964, S. 75).

Eine bedeutende Erleichterung für die Intubationsnarkose sah v. d. Porten in der Verwendung des Gauß-Wielandschen Narkoseapparates. Über ihr Narkosegerät berichten Gauß u. Wieland (1923, S. 113) anläßlich der klinischen Einführung: „Die zur Einatmung des Gasgemisches nötige Apparatur ist von dem Draegerwerk, Lübeck, nach unseren Angaben hergestellt".

Die Funktionszeichnung der folgenden Seite zeigt eine Gasmischapparatur mit einer Narkosemaske, die lediglich ein Exspirationsventil besitzt. Die Weiterentwicklung des Gauß-Wielandschen Narkoseapparates ist eng mit der Einführung des ersten Kreissystem-Narkoseapparates mit Kohlensäureabsorption verknüpft. Um das teure Lachgas einzusparen, das anfangs der zwanziger Jahre als Gasnarkotikum in Hamburg eingeführt wurde, entwickelten P. Sudeck und H. Schmidt gemeinsam mit der Firma Dräger auf der Grundlage eines Grubenrettungsgerätes von 1904 in den Jahren 1920 bis 1924 den Narkoseapparat nach Sudeck-Schmidt. Er stand ab 1925 als „Modell A" der Dräger-Werke allgemein zur Verfügung (Wawersik 1982, S. 546–547; Gillespie 1943, S. 275–282). Er wies eine Kreisatmung mit Kohlensäureabsorption auf. Nach dem gleichen Kreissystem wie das „Modell A" arbeitete schließlich die Weiterentwicklung des Gauß-Wielandschen Narkoseapparates, der Dräger-Narcylen-Narkoseapparat nach Gauß und Wieland.

Erstmals in einer medizinischen Fachzeitschrift berichtet auch v. d. Porten über den von ihm entdeckten „abortiven Kornealreflex" zur Beurteilung der Narkosetiefe. Zuvor hatte er lediglich auf der Sitzung des Ärztlichen Vereins Hamburg vom 27. 2. und 26. 11. 1923 über ihn berichtet.

Zusammenfassend kann man sagen, daß v. d. Porten die Gasnarkose mit Acetylen für einen begrüßenswerten Fortschritt hält. Neben zahlreichen wissenschaftlichen Aspekten bringt er in seinem Artikel, nach seiner Forderung für einen Unterricht und einer Prüfung der Studenten in Narkose von 1922, auch den Wunsch vor, „daß man die Ausführung der Narkosen überhaupt mit größerem Ernste betrachtet als bisher und endlich als das ansieht, was sie ist, nämlich eine auf der medizinischen Wissenschaft basierende ärztliche Kunst".

4.1.11 Über ein „Stadium intermedium" der Narkose (v. d. Porten 1926)

Die Schlaftiefe und dementsprechend die Narkosetiefe wird nach den unterschiedlichen Reaktionen des Körpers beurteilt. Gillespie berichtete 1943, daß Plomley in der Ausgabe des „Lancet" vom 30. 1. 1847 einen ersten Versuch unternahm, Narkosestadien zu definieren (Gillespie 1943, S. 275–282). Einige Monate später beschrieb Snow „die fünf Grade der Narkose" (Keys 1968, S. 107). Im Mai 1920 erschien die erste Arbeit Guedels über die Bedeutung physiologischer Faktoren bei der Äthernarkose (Keys 1968, S. 198). Er beschrieb die unterschiedlichen Reaktionen des

Körpers in verschiedenen Narkosephasen. Besonders schilderte er die Unterscheidungsmerkmale des dritten Narkosestadiums, des Stadiums der chirurgischen Toleranz. Auf rein klinischer Narkoseerfahrung basierend schuf Guedel 1937 die Einteilung der Narkose in vier Hauptstadien (Keys 1968, S. 197):
  I. das analgetische Stadium;
 II. das Exzitationsstadium;
III. das Toleranzstadium (1.–4. Planum);
IV. das asphyktische Stadium.

In der vorliegenden Arbeit berichtet v. d. Porten, nach klinischer Beobachtung, über die Differenzierung eines zwischen II und III gelegenen Narkosestadiums. Kennzeichen dieser Phase ist der von ihm entdeckte und benannte „asynchrone, abortive Cornealreflex". Dieser Reflex äußert sich zeitlich beim „Fortschreiten von der abklingenden Exzitation zu der beginnenden Toleranz". „Diese *abortive Form* des Cornealreflexes besteht darin, daß bei Berührung der Cornea statt einer starken Kontraktion des ganzen M. orbicularis oculi nur eine träge Zuckung im Bereich des unteren Lides, und zwar in dessen medialer Hälfte stattfindet" (v. d. Porten 1926, S. 1683).

Unter der „Asynchronie" versteht er „die Tatsache, daß in diesem Stadium des abortiven Cornealreflexes der Reflex auf beiden Augen keineswegs mehr gleich stark auftritt, vielmehr sind Differenzen in der Stärke der Reaktion durchaus die Regel, und demzufolge ist es auch ungewöhnlich, daß der Reflex auf beiden Augen genau im selben Moment erlischt, vielmehr ist ein etwas ungleichzeitiges Erlöschen der weitaus am häufigsten beobachtete Fall".

Dieses durch den abortiven, asynchronen Cornealreflex gekennzeichnete Stadium ist nach seiner Meinung für die „allermeisten Operationen" ausreichend und habe den Vorteil, daß „man in diesem Stadium natürlich mit einer geringeren Konzentration des narkotischen Giftes im Blute des Pat. arbeitet" und weil man „noch durch das ganze Stadium tolerantiae von den gefährlichen Tiefen, in denen die Synkope durch Atemstillstand droht, getrennt ist".

„Jenes Narkosestadium nun, das durch die Gegenwart des abortiven, asynchronen Cornealreflexes gekennzeichnet ist und das naturgemäß zwischen dem Stadium excitationis und dem Stadium tolerantiae liegt, möchte ich, da ich es für ein sehr wichtiges Stadium halte, mit einem besonderen Namen belegen, und schlage dafür also, wie in der Überschrift bereits angedeutet, die Bezeichnung *Stadium intermedium* vor".

Erstmals erläuterte v. d. Porten seine Beobachtung auf der Sitzung des Ärztlichen Vereins Hamburg vom 27. 2. 1923 (Ärztlicher Verein Hamburg 1923 a). Im gleichen Jahr, am 26. 11. 1923, verweist er wieder auf einer Sitzung des Hamburger Ärztevereins auf die „Wichtigkeit der Differenzierung bezüglich der Narkosetiefe" und beschreibt das Stadium intermedium (Ärztlicher Verein Hamburg 1923 b).

Die erste Publikation, in der er über den „abortiven Cornealreflex" berichtet, ist seine Narcylenarbeit 1925:

Das in der deutschen Anästhesieliteratur später fest etablierte Stadium intermedium entspricht in etwa dem 1. Planum des Stadiums III nach Guedel und wird noch als Stadium des anaesthetischen Schlafs bezeichnet (v. d. Porten 1925 b).

Die Einführung der Prüfung der Cornealreflexe zur Beurteilung der Narkosetiefe hält v. d. Porten für erforderlich, da „die *kombinierte Narkose,* bei der zur Vorbereitung Morphin und Scopolamin oder Atropin gegeben werden, dazu drängt, sich von der Beobachtung der Pupille unabhängig zu machen".

Anstoß zu dieser Aussage dürfte seine Teilnahme am I. Internationalen Narkose-Kongreß in Nottingham gewesen sein, der im gleichen Jahr stattfand: „Ich erinnere mich, in der Diskussion auf dem I. Internationalen Narkose-Kongreß in Nottingham mit Erstaunen von amerikanischen Anaesthesisten gehört zu haben, daß sie sich gar nicht nach den Pupillenreflexen richten. Damals (1926) war die vorbereitende Morphininjektion bei uns noch keineswegs so allgemein in Anwendung wie heute" (v. d. Porten 1931/32, S. 175).

Seine späteren Untersuchungen „Über Atmung während der Narkose" (v. d. Porten 1931/32) sind Teil seiner Bestrebungen, die Narkosetiefe unabhängig von den Pupillenveränderungen durch die Morphin-Atropin-Injektion zu beurteilen. 1943 wird Gillespie in den USA darauf hinweisen (Keys 1968, S. 107), daß die Reflexe während der Narkose von gleicher Bedeutung sind wie die Atemveränderungen.

In der Diskussion seiner Arbeit verwendet v. d. Porten den Begriff der „kombinierten Narkose". Nach Angaben von Keys (1968, S. 109–110) soll der Begriff von Lundy („balanced anaesthesia") stammen, der 1926 damit den gleichzeitigen Gebrauch verschiedener Anästhetika und Methoden kennzeichnete. Bei dieser Kombinationsnarkose sollte durch eine Prämedikation bereits eine teilweise Schmerzausschaltung bewirkt werden.

Wenn auch der „asynchrone, abortive Cornealreflex" keinen dauerhaften Platz in der Anästhesie erhielt, so ist doch anzunehmen, daß es sich bei v. d. Porten um den Erstbeschreiber des „Stadium intermedium" handelt. Ebenso scheint der Begriff „kombinierte Narkose" von ihm zum Teil mitgeschaffen worden zu sein. Ein wissenschaftliches Echo fand der Artikel in Referaten in der Medizinischen Klinik 31 (1926), S. 1200 und in der Münchner Medizinischen Wochenschrift 32 (1926), S. 1333.

4.1.12 Zur Einführung (v. d. Porten 1928 a)

Im Januar 1928 erschien die erste Ausgabe von *Der Schmerz*. Vor dem Erscheinen dieses Periodikums waren in Deutschland die Beiträge zu Physiologie und Technik von Narkose und Anästhesie, aber auch zur Schmerzforschung in den jeweiligen Zeitschriften etwa für Gynäkologie, Chirurgie, Augenheilkunde u. a. erschienen, ein Zentralorgan fehlte völlig (Heimbach 1983, S. 1). In Abschnitt 3.5 wurden die Umstände der Gründung dargestellt.

In einer gemeinsam von C. J. Gauß, Hermann Wieland und E. v. d. Porten unterzeichneten Einführung zu ihrer neuen Zeitschrift gehen die Herausgeber auf die Beweggründe, den momentanen Zustand der Anästhesie in Deutschland, den Sinn und die Aufgabe der Zeitschrift sowie auf ihre Forderungen ein.

Einen Anlaß für die Herausgabe sehen sie zum einen im „Wiedererwachen des allgemeinen Interesses für die Frage der Narkose und Anästhesie in Deutschland", als Ausdruck „der Wandelung, die der Geist der Medizin von der übermäßig auf das

Theoretische und die Diagnostik eingestellten Seite zum Praktischen und zur Therapie genommen hat".

Dieses „Wiedererwachen" zeigt sich nicht nur in der Gründung gleich zweier Narkoseblätter. Auch der Naturforscherkongreß des Jahres 1928 stellt durch ein eigenes Treffen der an Narkose interessierten Ärzte einen Meilenstein der deutschen Anästhesiegeschichte dar. Insbesondere durch die Wiederbelebung wissenschaftlicher Kontakte zu den ausländischen Kollegen spielte er eine bedeutende Rolle. Gerade diese Kontakte, die zeigen, „wie stiefmütterlich das Gebiet der Narkose bei uns, besonders im Vergleich zu dem angelsächsischen Schrifttum, behandelt wurde", wird als weiterer Grund zur Publikation eines Fachblattes genannt. Denn seit 1922 erscheinen in den USA die *Current Researches in Anesthesia and Analgesia* und seit 1923 das *British Journal of Anaesthesia* in England und bilden eine adäquate Plattform für die angloamerikanischen Anästhesisten.

Über den Stand des Narkosewesens in Deutschland urteilen die Herausgeber, daß die Narkose „noch fast allgemein von jungen, unerfahrenen Ärzten, von Medizinalpraktikanten und Studenten, bestenfalls von eingeschulten Schwestern ausgeführt" wird. Hier werden die eigenen leidvollen Erfahrungen formuliert worden sein. Über diesen Zustand berichtet Kaye 1931 in einem Vergleich der europäischen Anästhesieverhältnisse: „In Hamburg, anesthetics are given by nurses, with or without medicial supervision. This system is to be condemned: the average nurse is insufficiently trained for anything save routine work, and modern anesthesia (we now realize) demands the fullest efforts of a fully trained anesthetist. In all other German hospitals, and in Vienna, doctors give the anesthetics, but they are not specialists. Some men do good work, but a deficiency in training is very apparent, and the average German hospital anesthetist is much inferior to the part-specialist anesthetist of Australia" (Kaye 1931, S. 9).

Die Autoren Gauß, Wieland und v. d. Porten ziehen in ihrem Artikel die Folgerungen aus diesen Verhältnissen und fordern „nicht nur eine bessere Ausbildung in der Narkose von unseren jungen Ärzten zu verlangen, sondern zugleich die Forderung nach Fachärzten für Narkose und Anästhesie zu stellen, wie sie in den Ländern englischer Zunge längst vorhanden sind".

Diese Forderung stellt die konsequente Weiterführung der Bemühungen v. d. Portens dar. Während er noch 1922 eine bessere Ausbildung und eine Prüfung der Studenten in der Narkose verlangt und 1925 die Narkoseführung als „ärztliche Kunst" propagiert, verlangt er mit seinen Mitstreitern jetzt die endgültige Anerkennung der Anästhesie im übrigen Spektrum der medizinischen Fachrichtungen.

„Die Zeit ist sicher nicht fern, wo auch die deutsche Medizin sich mit der Frage des Berufs-Narkotiseurs wird beschäftigen müssen." In dieser Annahme irren sich die Herausgeber. Erst 1952 wird in Deutschland der Facharzt für Anästhesie eingeführt werden.

Daß gerade das Triumvirat aus Gauß, Wieland und v. d. Porten eine Narkosezeitschrift herausgibt wird folgendermaßen begründet: „Da der Anästhesist das Narkoseproblem zudem besser übersieht als der Chirurg auf der einen, der Pharmakologe auf der anderen Seite, so müßte ein Zusammenarbeiten dieser Drei wesentlich zur Förderung unseres Wissens und der praktischen Ausübung der Narkose beitragen." Sinn der Zeitschrift soll einmal die „Prophylaxe des Schmerzes" zum anderen die „Therapie des Schmerzes" sein. Hierbei „.... sollen die physikalischen, medikamentösen und psychotherapeutischen Methoden berücksichtigt werden ...". Für diesen Gedanken dürften die Erfahrungen v..d. Portens mit der physikalischen Medizin in Form der d'Arsonvalisation Pate gestanden haben.

„Hierher gehören auch alle diejenigen Maßnahmen, die bei psychischkranken und neurasthenischen Personen oder etwa beim Epileptiker erforderlich sind, um eine krankhaft gesteigerte Erregbarkeit zu dämpfen ...". Diese Formulierung spiegelt exakt den Umfang seiner Untersuchungen über die Delirtherapie mit Veronal wieder.

Um diese Aufgaben zu erfüllen sollen Originalia veröffentlicht und ein „Referatedienst" eingerichtet werden. E. v. d. Porten selbst wird bis zur Vereinigung von *Der Schmerz* mit *Narkose und Anästhesie* ein Jahr später eine Vielzahl von Referaten erstatten.

Die Einführung zu *Der Schmerz* trägt eindeutig die Handschrift v. d. Portens. Auch das sich an den Einführungsteil anschließende Geleitwort H. M. Cohens, den er 1926 in Nottingham kennenlernte, und der die Notwendigkeit der Publikation unterstreicht und dem Blatt die besten Glückwünsche übermittelt, weist auf die Verbindungen v. d. Portens hin. Zu Recht kann man demnach E. v. d. Porten als einen Hauptinitiator der ersten deutschen Narkosezeitschrift bezeichnen.

4.1.13 Zum Anästhesisten-Kongreß in Minneapolis (v. d. Porten 1928 b)

Vom 11. bis 15. Juni 1928 fand in Minneapolis der „Seventh Congress of Anesthetists, the Associated Anesthetists of the United States and Canada in Joint Meeting with the International Anesthesia Research Society and the Mid-Western Association of Anesthetists" im Curtis Hotel statt. Über die für die Entwicklung der deutschen Anästhesie relevanten Ereignisse wurde bereits in Abschnitt 3.6 eingegangen.

Der Kongreß stellt für das Herausgeberkollegium von *Der Schmerz,* Gauß, Wieland und v. d. Porten nach dem „Englischen Geleitwort" von H. M. Cohen (Heimbach 1983, S. 3) eine weitere internationale Anerkennung dar. McMechan (1928 a, S. 193) richtet Grußworte im Namen der „Associated Anesthetists of the United States and Canada and members of its Regional Societies, as well as the International Anesthesia Research Society and its official Organ – Current Researches in Anesthesia and Analgesia –" an sie, die als „Amerikanisches Geleitwort" in *Der Schmerz* veröffentlicht werden (McMechan 1928 b). Darüber hinaus wird Gauß, Wieland, v. d. Porten und Behrens der „Scroll of Recognition" durch die International Anesthesia Research Society verliehen (McMechan 1928 c, S. 195).

Dieser wird auf dem Kongreß an H. Schmidt „mit der Bitte, sie für die Herren nach Deutschland mitzunehmen" (Killian 1964, S. 84), übergeben.

Nach diesen Ehrungen scheint es für die Herausgeber von *Der Schmerz* unumgänglich gewesen zu sein, diesen Kongreß in ihrem Blatt zu würdigen. Im Vorfeld ihres ersten eigenen Kongresses, der mit einem Gedankenaustausch über die Gasnarkose im Rahmen der Naturforscherversammlung in Hamburg im September des gleichen Jahres geplant ist, veröffentlicht v. d. Porten seinen Kommentar.

Zunächst geht er auf die Tatsache ein, daß die nordamerikanischen Anästhesisten und ihre englischen „Spezialkollegen" Tausende von Kilometern reisen, um an dem

Kongreß teilzunehmen. Er wertet dies als deutliches Zeichen, „daß die Wissenschaft und Praxis der Narkose dort eine anerkannte Spezialität ist: *Anesthesia*".

Hier verweist v. d. Porten auf das angloamerikanische Beispiel der Narkosefachärzte, die in England seit 1893, in den USA seit 1922 und in Kanada seit 1927 ihre eigenen Berufsverbände hatten. In seinen Schlußworten untermauert er mit dem ausländischen Beispiel auch die von Gauß, Wieland und ihm in der Einführung ihrer Narkosezeitschrift (siehe oben S. 55) geforderte Einführung des Facharztes für Narkose in Deutschland: „Es kann nicht ausbleiben, daß die deutsche ärztliche Welt von den Auswirkungen dieses Kongresses in irgendeiner Weise mitberührt werden wird, daß die Wissenschaft der Narkose auch bei uns dadurch Förderungen erfährt, und daß auch die Auffassung von der Praxis der Narkose als eines anerkannten und im Interesse von Arzt und Patient dringend nötigen Spezialfaches sich bei uns mehr und mehr Geltung verschafft."

Aber noch würden sich die deutschen Ärzte über das Interesse ihrer ausländischen Kollegen wundern, weil sie glauben, „daß die Narkose im Grunde genommen, eine einfache Sache sei, die man nicht besonders zu erlernen brauche...". E. v. d. Porten dürfte selbst in besonderem Maße diesen Anfeindungen ausgesetzt gewesen sein.

Seine Hoffnung, daß sich trotz der widrigen Umstände seine Forderung erfüllen könnte, begründet er mit einem „erwachenden Interesse für Narkoseprobleme, das wir übrigens wohl nicht zum wenigsten der enormen Anpassungsfähigkeit und Leistungsfähigkeit der modernen chemischen Industrie zu verdanken haben".

Seine Glückwünsche an den Kongreß „zu dessen Vorsitzenden wir in besonders herzlichen persönlichen und kollegialen Beziehungen stehen", werden sicher beeinflußt durch die Bekanntschaft mit McMechan auf dem I. Internationalen Narkose-Kongreß in Nottingham 1926 und durch die Tatsache, daß F. H. McMechan zu den Mitherausgebern von *Der Schmerz* gehört.

4.1.14 Versuche zur Entgiftung des Chloroforms (v. d. Porten 1929)

Entgegen dem Vorhaben von Gauß, Wieland und v. d. Porten alle die Prophylaxe und Therapie des Schmerzes betreffenden Arbeiten in ihrer Zeitschrift zu veröffentlichen, um „alle einschlägigen Arbeiten im Original oder Referat auf diese Weise in ein einziges Strombett" (v. d. Porten 1928 a) zu leiten, erscheint 1929 diese Korrespondenz in der *Deutschen Medizinischen Wochenschrift*. Anlaß für seinen Artikel ist eine kontroverse Stellungnahme auf eine Arbeit von H. Führer in dem o. g. Fachblatt über „Versuche zur Entgiftung des Chloroforms" (Führer 1929 a, S. 1331–1332).

Hermann Führer, der Assistent am Pharmakologischen Institut in Würzburg und Freiburg war, wirkte seit 1924 als Ordinarius für Pharmakologie in Bonn.

Führer geht in seiner Arbeit davon aus, daß „angesichts der modernen rektalen und intravenösen Narkosen mit Avertin und Pernokton neben den Gasnarkosen mit Azetylen, Aethylen und Stickoxydul es überflüssig erscheinen könnte, heute noch über die Chloroformnarkose und ihre etwaigen Verbesserungen zu sprechen, wenn nicht tatsächlich das Chloroform neben dem Aether immer noch ausgedehnte Verwendung als Inhalationsnarkotikum finden würde" (Führer 1929 a, S. 1331).

Er berichtet anschließend über Verbesserungen, die er aus seiner Sicht als Pharmakologe, für geeignet hält, zur „Verminderung der bekannten Chloroformschädigung" beizutragen.

Er schlägt vor, Chloroform mit einem Alkoholgehalt von 10% zu verwenden und vor Beginn der Narkose 20%igen Alkohol in solcher Menge trinken zu lassen, daß dadurch „Schläfrigkeit und Euphorie" hervorgerufen wird. Er geht davon aus, daß so die Oxidation des Chloroforms im Organismus gehemmt und seine toxischen Wirkungen verhindert werden. Gleichsinnig soll die Gabe von „Antikatalysatoren" und Haferkost wirken.

Diese an pharmakologische Überlegungen geknüpfte Empfehlungen Fühners provozieren den Widerspruch v. d. Portens, der sich bereits vor Jahren gegen die Anwendung des Chloroforms in reiner Form ausgesprochen hatte (s. 4.1.9, 4.1.8).

In engagierter Weise äußert er sich. In seinen „klinischen Bemerkungen" über die Feststellungen Fühners, die „für den Praktiker untergeordnetes Interesse haben", gibt v. d. Porten an, daß, wenn man schon Chloroform verwendet, eine „Mischung des Chloroforms mit Äther" praktischer wäre. Außerdem lehnt er „als Praktiker" die orale Alkoholgabe ab, da „sich die Praxis jetzt längst für die subcutane Injektion von Morphin, Pantopon o. ä. als Vorbereitung zur Narkose entschieden" habe. Aber, entsprechend seiner Arbeit von 1922, „das einfachste und sicherste Mittel, die Giftwirkung des Chloroforms zu vermeiden, ist doch, daß man dem Patienten überhaupt kein Chloroform gibt".

Als Zeugen seiner These zitiert er P. Trendelenburg und Kümmell sen. Paul Trendelenburg (seit 1927 Ordinarius für Pharmakologie in Berlin) empfahl auf der Naturforscherversammlung im September 1928 in Hamburg auf Grund seiner Überlegungen zur Narkosetheorie die Gasnarkose (Trendelenburg 1928, S. 1867; Rieder 1928, S. 83–84). Herrmann Kümmell (seit 1919 Ordinarius für Chirurgie in Hamburg) hatte damals den Vorsitz. E. v. d. Porten kannte ihn von den Sitzungen des Ärztlichen Vereins in Hamburg, wo er sich auch früh gegen das reine Chloroform aussprach: „Für die Praxis ist die Äthernarkose die beste Methode, Chloroform vollkommen zu vermeiden" (Ärztlicher Verein Hamburg 1925 a).

Unmittelbar an die Bemerkungen v. d. Portens schließt sich eine Erwiderung Fühners (1929 b, S. 1645) an. In ihr entgegnet er v. d. Porten, daß er die „Chloroformnarkose nicht empfohlen" hat, daß nach „Tierversuchen ihre Schädlichkeit durch Alkohol verringert werden kann" und daß „selbstverständlich neben dem Chloroform-Alkohol Morphin-Atropin oder Morphin-Skopolamin in der üblichen Art und Weise angewendet werden soll".

Dieser Artikel v. d. Portens wird sogar im *British Journal of Anaesthesia* [2 (1930), S. 93] referiert und vom Referenten geurteilt: „Porten's opinion is in consonance with that most widely held among British anaesthetists, that the only road to perfect safety with chloroform is not to use the drug at all. If it is used he believes it should be in mixture with ether rather than after alcohol" [*British Journal of Anaesthesia 2* (1930), S. 93].

4.1.15 Über Äthernarkosen bei Kindern (v. d. Porten 1929/30 a)

Bereits 1922 erklärte v. d. Porten die Anwendung des reinen Chloroforms für obsolet. Ursache war dessen geringe Narkosebreite und seine Zellgiftigkeit. Dies galt auch für seine Anwendung bei Kindernarkosen. Die Alternative für die Kinderanästhesie war die Ätherinhalationsnarkose. Sie war allerdings nicht ganz unproblematisch. Äther führte bei Kindern durch Reizung der Atemwege häufig zu reflektorischem Atemstillstand und Laryngospasmus (Rominger 1928, S. 272–288).

Daher verwendete die Freiburger Klinik das Chloroform noch 1926 bei Kindernarkosen, nachdem es aus dem allgemeinen Narkosegebrauch bereits verschwunden war: „Das Chloroform verschwand sofort aus unserer Klinik. Nur bei kleinen Kindern glaubten wir es noch nicht entbehren zu können, aber das erwies sich sehr bald als ein Irrtum" (Killian 1964, S. 28).

Als, wie zunächst angenommen wurde, weniger toxisches Ersatzmittel für das Chloroform, war das Solästhin von Hosemann eingeführt worden. Mensch berichtete über seine Anwendung bei Kindern: „Kinder vertragen den Solästhinrausch gut" (Mensch 1924, S. 1608). Er zieht sich aber die scharfe Gegnerschaft v. d. Portens zu, der urteilt: „Endlich sehe ich keinen ausreichenden Grund, insbesondere bei Kindern, von dem Aetherrausch abzugehen; ich halte den Übergang zu einem halogenhaltigen Narkotikum hier für einen bedenklichen Rückschritt und möchte davor warnen, solange nicht klinisch erwiesen ist, daß dieses halogenhaltige Narkotikum mindestens so ungefährlich für Herz-, Leber-, Pankreas- und Nieren-Parenchym ist wie der Äther" (v. d. Porten 1925 a, S. 235).

Dieser Kommentar wurde aber bereits nach seinen guten Erfahrungen mit der Narcylennarkose auch bei Kindern veröffentlicht, die seine positive Einstellung zur Äthernarkose relativierten. Im Narcylen sah er die ungefährlichste Methode der Kinderanästhesie. Leider ließ sich die Narcylennarkose auf die Verhältnisse der praktischen Ärzte außerhalb der Kliniken nicht übertragen, da der technische Aufwand zu groß war. Killian bezeichnete den Narkoseapparat nach Gauß-Wieland als „Riesen-Narcylenmaschine" (Killian 1964, S. 22). Genz meinte 1928: „Die Handhabung der Äthernarkose ist natürlich einfacher als die der Gasbetäubung, besonders unhandlich ist der große Narcylenapparat mit den fast mannshohen Bomben" (S. 387). Hinzu kam die Explosionsgefahr. Dementsprechend blieb für den Routinegebrauch nur der Äther übrig.

„Am meisten verbreitet ist in Deutschland zur Zeit die Äthernarkose", meinen v. Pfaundler u. Schloßmann über die Narkoseführung bei Kindern 1931 (S. 261).

„Auf die Eigenarten der Äthernarkosen bei Kindern aufmerksam zu machen", hält daher v. d. Porten für „nicht unangebracht, solange wir in Deutschland noch nicht Spezialärzte für Narkose haben, und die Gas-Narkose in der Praxis das Feld noch nicht beherrscht" (v. d. Porten 1929/30 a, S. 167). Die Hauptgefahr der Äthernarkose sieht er vorwiegend in der „geringen Narkosebreite". Um den Spielraum für die Narkoseführung zu erhöhen, empfiehlt er auch bei Kindern das von ihm beschriebene „Stadium intermedium" (v. d. Porten 1926). Darüberhinaus empfiehlt er die routinemäßige Prämedikation von Kindern ab vier Jahren mit Morphin und Atropin.

Der Artikel spiegelt die Wandelung der Einstellung v. d. Portens zur Äthernarkose bei Kindern wieder. Während er noch 1922 unter dem Eindruck der toxischen halogenierten Wasserstoffen den Äther als günstigste Narkoseform ansieht, wird durch die guten Ergebnisse der Gasnarkose mit Acetylen bei seinen Kindernarkosen seine Einstellung relativiert. Er weist 1929 auf mögliche Nebenwirkungen hin, gibt aber auch Hinweise, wie sie vermieden werden können. Seine Arbeit findet Eingang in das damalige Standardwerk der Kinderheilkunde von v. Pfaundler u. Schloßmann, die wie v. d. Porten die Einführung der Gasnarkose bei Kindern begrüßen: „Weiterhin wird aber auch angegeben, daß bei Kindern die Gefahr der Überdosierung besonders groß sein soll (v. d. Porten)" (v. Pfaundler u. Schloßmann 1931, S. 261). 1940 wird von Voigt die kritischere Einstellung v. d. Portens von 1929 als Ablehnung gedeutet: „Auch v. d. Porten lehnt die Aethernarkose ab, da die Gefahr der Überdosierung besonders groß sei" (Voigt 1940, S. 72).

Die Arbeit wird nicht nur 1940 zitiert und in einem Lehrbuch erwähnt. Auch internationale Resonanz ist vorhanden. Der Artikel wird im Current Index of Anesthesia and Analgesia 1930 aufgeführt. Heimbach hält die Arbeit als Beitrag zur Geschichte der Entwicklung der Ätheranästhesie für erwähnenswert.

4.1.16 Hyman Maurice Cohen (v. d. Porten 1929/30 b)

Am 31. August 1929 starb Hyman Maurice Cohen. Cohen, 1875 in New York geboren, studierte an der Harvard University Medizin und wurde dann amerikanischer Militärarzt. 1913 siedelte er nach England über und ließ sich 1916 in Manchester als Anästhesist nieder. 1923 gründete er zusammen mit Boyle das *British Journal of Anaesthesia*, das er bis zu seinem Tod leitete.

Anläßlich seines Todes wird in *Schmerz, Narkose und Anästhesie* ein Nachruf auf ihn durch E. v. d. Porten publiziert. Die Tatsache, daß v. d. Porten die Würdigung Cohens schrieb, dürfte auf den guten Beziehungen beruht haben, die zwischen beiden bestanden. Bereits 1923 lernte v. d. Porten Cohen anläßlich seiner Englandreise kennen, als er die englischen Anästhesieverhältnisse studierte. E. v. d. Porten berichtet, daß er schon 1923, also im Jahr der ersten Veröffentlichung, Bekanntschaft mit dem *British Journal of Anaesthesia* machte (v. d. Porten 1930 a). Vertieft worden sein dürften die persönlichen Beziehungen der beiden durch die gemeinsame Teilnahme am I. Internationalen Narkosekongreß in Nottingham 1926.

Das Vorbild Cohens und der englischen Anästhesieverhältnisse dürfte eine Triebfeder der Bemühungen v. d. Portens um die Gründung von *Der Schmerz* gewesen sein. „As the result of my experience in England certain views I had held were now confirmed", meint er 1930 rückblickend (v. d. Porten 1930 a, S. 169).

Die persönlichen Beziehungen Cohens und McMechans zu v. d. Porten dürften es auch gewesen sein, die sie dazu bewogen, als Mitherausgeber von *Der Schmerz* zu firmieren. Gemeinsam sind v. d. Porten – Hamburg, McMechan – Avon Lake, Ohio und Cohen – Manchester als Fachvertreter mit *Narkose als Spezialfach* im Impressum von *Der Schmerz* aufgeführt.

Cohen war es auch, der ein „Englisches Geleitwort" zum Erscheinen von *Der Schmerz* beisteuerte, in dem er die Notwendigkeit der Publikation nochmals unterstrich und dem Blatt die besten Glückwünsche übermittelte (Heimbach 1983, S. 3).

In seinem Nachruf würdigt ihn v. d. Porten als einen „Mann der Praxis". Eine Darstellung, die den eigenen Bestrebungen v. d. Portens entspricht, die Narkosepraxis zu verbessern. Seine persönliche Betroffenheit spricht aus den Worten: „Wer Cohen persönlich kannte, wird den Tod dieses kenntnisreichen, arbeitsfrohen Kollegen; der durch große persönliche Liebenswürdigkeit ausgezeichnet war, aufrichtig bedauern ..."

Auf seine Tätigkeit als Mitherausgeber von *Der Schmerz* wird erwähnt: „Unsere Schriftleitung verliert in Cohen einen treuen Mitarbeiter." Die Betroffenheit v. d. Portens über den Tod des englischen Kollegen, der ihm in mancher Hinsicht ein Vorbild gewesen sein mag, äußert sich in den abschließenden Worten: „Wir werden seiner immer in dankbarer Verehrung gedenken".

4.1.17 Anaesthesia and the medical student in Germany (v. d. Porten 1930 a)

Im Juli 1930 erscheint ein „Editorial" im *British Journal of Anaesthesia*, Bd. 4 (s. 2.6). Dieses „Editorial" repräsentiert die Meinung des Herausgebergremiums des *British Journals*, zu dem sein ein Jahr zuvor verstorbener Freund Cohen gehörte, und stellt einen Ausdruck der Wertschätzung v. d. Portens durch die englischen Anästhesisten dar. In ihm wird ein Artikel v. d. Portens angekündigt: „... and it is on that account that we feel that our readers will not grudge the space which we have allotted in this number to a contribution from the latter gentleman (v. d. Porten, Anm. d. Verf.), even though the matter of his article is of educational rather than of scientific interest".

Bei dem folgenden Artikel v. d. Portens handelt es sich um einen Rückblick v. d. Portens auf den Zustand der Ausbildung in Narkose in Deutschland zu Beginn der zwanziger Jahre, seine Bestrebungen diese zu verbessern und die Anerkennung der Anästhesie hierzulande zu erreichen.

Er berichtet, daß ihm bereits vor seiner Englandreise 1923 ein unzureichender Zustand der praktischen, weniger der theoretischen Anästhesie in Deutschland bewußt war. Diese Behauptung v. d. Portens wird durch seinen Artikel „Die Frage des Narkotikums" gestützt, in dem er schon 1922 forderte, daß „auch bei der ärztlichen Hauptprüfung und während des praktischen Jahres in *allen* chirurgischen Kliniken auf einen sorgfältigen Unterricht in der Kunst der Narkose Wert gelegt wird" (v. d. Porten 1922, S. 832).

Er fährt dann fort, daß seine Feststellung durch die Beobachtungen im „Königreich der Anästhesie" („realm of anaesthesia"; v. d. Porten 1930 a, S. 169), in dem die Anästhesie als selbständige Abteilung in Krankenhäusern und Universitäten bestand, mit Unterricht und Prüfungen durch eine eigene Gesellschaft für Anästhesie und einer eigenen Zeitung bestätigt wurde.

Wie beeindruckend die angloamerikanischen Verhältnisse im Vergleich zu den eigenen auf deutsche Ärzte, die sich mit Anästhesie und Narkose befaßten, noch 1928 wirkten, zeigen die Äußerungen Killians über die USA: „Übrigens waren drüben die Chefanästhesisten gerade an den Universitätskliniken mit allen akademischen Ämtern belehnt. Sie führten den Professorentitel, zum Teil waren sie Ordinarien der Anästhesie. Sie hielten Kollegs und sie hatten die Pflicht, eine Reihe von jungen Anästhesisten auszubilden. Der junge Nachwuchs mußte Prüfungen ablegen und bekam erst danach das Zertifikat als Berufsanästhesist. Diese Spezialärzte hatten außerdem das Liquidationsrecht und lebten sehr gut, denn die Honorare lagen hoch" (Killian 1964, S. 79-80).

„As the result of my experience in England certain views I had held were now confirmed", folgert v. d. Porten aus seiner Reise. Er berichtet, daß er im folgenden Jahr (1924) die Gelegenheit ergriff, vor der Ärztlichen Gesellschaft in Hamburg einen Vortrag zu halten, „to urge that measures be taken to fill the gap, to which I have already referred, by directing greater attention to anaesthesia as a medical activity entailing no small degree of responsibility".

Sein Vortrag „Zur Narkosefrage", gehalten am 30. 12. 1924 vor dem Ärztlichen Verein Hamburg, behandelte die Vor- und Nachteile der Inhalations- und Injektionsnarkose und die Sonderstellung der Narcylennarkose (Ärztlicher Verein Hamburg 1925 b). „Auf Grund seiner Beobachtungen in England, wo „Anästhesia" (Narkose) ein anerkanntes Spezialfach ist und wo beispielsweise jedes größere Krankenhaus einen Narkoseoberarzt und stets einen Narkosearzt vom Dienst hat, empfiehlt der Vortragende eine gründliche Beschäftigung mit der Narkose während des Studiums, wie es dem Ernst und der Wichtigkeit der Sache entspricht. Hierdurch sei die Möglichkeit gegeben, unsere Narkosen wesentlich zu verbessern" [vgl. Deutsche Medizinische Wochenschrift 13 (1925), S. 546]. Das Echo bei seinen Kollegen auf den Vortrag beurteilt v. d. Porten selber in seinem Artikel: „The response was that while a few of the surgical profession expressed their hearty concurrence the main body of my colleagues were either passive or active in their resistance" (v. d. Porten 1930 a, S. 169).

Nichtsdestoweniger glaubte er, daß seine Anstrengungen auf diesem Kongreß dazu führten, dem Gebiet der Anästhesie in den folgenden Jahren in Deutschland mehr Aufmerksamkeit zuzuwenden: „I do not flatter myself that it was my agitation on this occasion which brought about the reaction that actually took effect in Germany in the following years, in the province of anaesthesia" (v. d. Porten 1930 a, S. 170).

Anschließend schildert er die Ausbildung der deutschen Studenten unter den damaligen Bedingungen: Die Theorie der Chloroform- und Äthernarkose wird zwar in pharmakologischen Vorlesungen besprochen, aber es erfolgt keine praktische Ausbildung und keine Prüfung. Es existiert kein Lehrstuhl für Anästhesie und im praktischen Jahr ebenfalls keine Ausbildung. Die Anästhesie wird durch junge, unerfahrene Assistenten ausgeführt (hier dürften eigene leidvolle Erfahrungen zum Ausdruck gekommen sein). Trotz des in toto unbefriedigenden Standes der Anästhesie sind in Deutschland vereinzelte Spitzenleistungen vorhanden: Der „Dämmerschlaf" (Krönig, Gauß) oder die Spinalanästhesie (Bier). Eine Besserung der Situation erfolgt durch die Wiederaufnahme der internationalen Beziehungen nach dem Ersten Weltkrieg, durch die Kenntnis der englischen Anästhesieverhältnisse und der angloamerikanischen Literatur sowie durch die Anstrengungen der pharmazeutischen Industrie.

Die Einführung neuer Narkotika (Acetylen, Avertin und Pernokton) wird außerdem den Einsatz ausgebildeter Ärzte verlangen.

Als Ergebnis der Veränderungen sieht er die Tatsache, daß 1930 die Universität Hamburg die erste mit einem Kursus der Anästhesie ist, der von einem Assistenzarzt gehalten wird, der gleichzeitig Fakultätsmitglied ist. Außerdem zitiert er Gauß, Rehn, Schmieden und Sudeck als Beweis für die geänderten Auffassungen in bezug auf die Anästhesie. Seine Betrachtungen münden in der Forderung nach einer Änderung der Prüfungsordnung und des Geistes, in dem sie gehalten werden. Weiterhin verlangt er die Einsicht, daß die Anästhesie ein anerkanntes Fachgebiet ist und eine Ausbildung der praktischen Ärzte in Anästhesie. „... in short, to find throughout Germany, anaesthesia respected as a medical activity carrying with it a great deal more than ordinary responsibility" (v. d. Porten 1930 a, S. 172).

Aber: Der größte Teil der Chirurgen in Deutschland sieht die Narkose immer noch als „quantité négligeable" und läßt zu, daß sie von Schwestern, Studenten und jungen Assistenten ausgeübt wird.

Nichtsdestoweniger schließt er hoffnungsvoll mit den Worten „unseres Freundes" McMechan: „Anaesthesia will come into its own in Germany."

Der Kursus in Anästhesie an der Universität Hamburg, den v. d. Porten anspricht, wurde von H. Schmidt vorbereitet und geleitet, der 1928 auf dem Anästhesistenkongreß in Minneapolis ausführte: „The university of Hamburg is the first in Germany to attempt this, and as a lecturer there, it will be my special desire to develop the educational aims and progress of this most important branch of medical practice" (Schmidt 1929, S. 23). Acht Jahre nach der erstmaligen Forderung nach einem Unterricht und einer Prüfung der Studenten in Anästhesie durch v. d. Porten erfolgt der erste Schritt auf dem von ihm vorgeschlagenen Weg. In der Arbeit von 1922 fiel auch bereits die Bezeichnung „quantité négligeable" über das Verhältnis der meisten deutschen Chirurgen zur Narkose. Die Worte, mit denen er McMechan zitiert, stammen aus seinen Grußworten an den Naturforscherkongreß in Hamburg, den er als den Beginn der „professional anesthesia" in Deutschland ansah: „Thursday, September 20, 1928, will long be remembered as the day on which the specialty of anesthesia came into its own in Germany" (McMechan 1929 a, S. 16).

4.1.18 Das Narkoseproblem in der Praxis (v. d. Porten 1930 b)

Entsprechend seinen Bestrebungen die praktische Anästhesie in Deutschland zu fördern und seiner Tätigkeit als niedergelassenener Praktiker, hielt v. d. Porten einen Vortrag auf dem 6. Fortbildungskursus für praktische Ärzte in Bad Kissingen. In anschaulicher Form, basierend auf seinen bisherigen Arbeiten, gibt seine Veröffentlichung in der „Medizinischen Welt" einen Überblick über die 1930 üblichen Anästhesieverfahren unter Berücksichtigung der besonderen Erfordernisse des praktischen Arztes.

In ihr hält er Chloroform und Äther wegen ihrer leichten Steuerbarkeit als volatile Anästhetika prinzipiell für günstig, wobei aber das Chloroform wegen seiner Zellgiftigkeit und vagalen Effekte abzulehnen ist. Das gleiche gilt für Solästhin und Chloräthyl. Der Äther ist günstiger, kann aber auch zu Salivation und Bronchitiden führen. Das Äthylen (Luckhardt) und speziell das Acetylen (Gauß u. Wieland) sind ideale Narkotika, letzteres kann aber in der Praxis wegen seiner Explosivität und der Unhandlichkeit des Narkoseapparates in der Praxis nicht verwendet werden. Das Avertin besitzt als Nebenwirkung eine zentrale Lähmung mit Blutdruckabfall und Atemstillstand und ist zellgiftig. Seine rektale Applikation ist zwar psychisch schonend, macht aber die Narkose nicht steuerbar. Es sollte in der Klinik nur als

„Basisnarkotikum" und in der Praxis überhaupt nicht verwendet werden. Das Pernokton ermöglicht durch seine intravenöse Applikation ein angenehmes Einschlafen, die Narkose kann aber wie beim Avertin nicht gesteuert werden. Durch Vorbereitung mit Atropin und Morphin, auch bei Kindern, können die unerwünschten Wirkungen des Äthers kompensiert werden. Die Ätheranwendung erfolgt mit der Sudeckschen Maske und Tropfflasche. Für die meisten Operationen reicht das Stadium intermedium, gekennzeichnet durch den abortiven, asynchronen Cornealreflex aus. Die fieberhaften Allgemeinerkrankungen, Herzfehler, Myodegeneratio cordis, Diabetes und Nephritis sollte man nicht mehr unter die Kontraindikationen des Äthers zählen, wohl aber die Bronchopneumonie kleiner Kinder. Die Vorbereitung von Schockpatienten sollte durch Traubenzuckereinläufe erfolgen.

Den Ausführungen v. d. Portens zu den volatilen Anästhetika in bezug auf ihre Steuerbarkeit, liegt sein Vortrag vor dem Ärztlichen Verein Hamburg am 30. 12. 1924 zugrunde, in dem er das „Fehlen der Möglichkeit zu individualisieren bei den Injektionsmethoden" hervorhob, „die bei der Inhalationsnarkose in größtem Ausmaße vorhanden ist" (Ärztlicher Verein Hamburg 1925 a). Die Ablehnung des Chloroforms und Chloräthyls stützt sich auf seine Arbeit von 1922 („Fort mit dem reinen Chloroform!"), die des Solästhins auf eine von 1925 (v. d. Porten 1925 a). Mit dem Acetylen hat er sich bereits ein Jahr nach seiner Einführung durch Gauß und Wieland 1923 beschäftigt und sehr gute klinische Erfahrungen gemacht (v. d. Porten 1925 b). „Aber ich habe, nachdem wir durch mehr als 150 000 ohne Explosion verlaufene Narcylennarkosen in Sicherheit gewiegt waren, den Schrecken der Explosionen in Hamburg doch aus nächster Nähe miterlebt." (v. d. Porten 1930 b, S. 1856) Die durch v. d. Porten berichteten Explosionen kann Genz bestätigen: „Eine weitere Explosion wird aus dem Barmbecker Krankenhaus (Oehlecker) berichtet, die mit Wahrscheinlichkeit auf eine Ölsauerstoffexplosion zurückzuführen ist. Eine Explosion gleicher Ursache wird aus dem Krankenhaus St. Georg, Hamburg (Reinicke), berichtet, bei der der Patient den Tod fand. Eine Explosion des Sparbeutels erlebten wir während meines Kommandos in Eppendorf (Dr. Schmidt) durch Reiben eines Glasteiles in dem Zuleitungsrohr zur Maske" (Genz 1928, S. 378). Danach werden durch die Firma Dräger neue Geräte konstruiert und durch Ritter und Rimarski von der Chemisch-Technischen Reichsanstalt begutachtet. Über ihr Gutachten referierte v. d. Porten 1928 in *Der Schmerz* (Bd. 1, S. 339–340). In seinem Referat bezeichnete er das neue Narkosegerät als „Modell V". Bei der Firma Dräger ist dieses Modell aber nicht bekannt (Haupt, Schreiben vom 8. 8. 1984). Das Gesamturteil v. d. Portens zur Narcylennarkose mit dem verbesserten Apparat lautet: „Für die Klinik ist, wie aus meinen Ausführungen zur Genüge hervorgehen dürfte, das Narcylen als das sicher harmloseste Narkotikum außerordentlich geeignet; für die Praxis kann man es wegen der Größe des Apparates, der zudem, nur wenn er täglich aufs sorgfältigste bedient wird, die Explosionsgefahr ausschließt, nicht recht empfehlen. Der Praktiker mußte daher wieder auf den Äther rekurrieren, obwohl dessen Mängel ihm nur zu bekannt waren" (v. d. Porten 1930 b, S. 1856).

Unter diesem Gesichtspunkt ist sein Artikel „über Äthernarkosen bei Kindern" zu sehen, wo er für die Praxis die Äthernarkose, trotz gewisser Mängel, empfahl (v. d. Porten 1929/30 a).

Das Avertin (Tribromäthylenalkohol in Amylhydrat) wurde 1917 von Eichholtz entdeckt und 1926 erstmals von Butzengeiger für die rektale Anästhesie verwendet. Wegen seiner gefährlichen Nebenwirkungen wurde die rektale Dosierung reduziert und 1929 von Straub und Butzengeiger der Begriff „Basisnarkose" geschaffen. Bereits 1930 berichtet v. d. Porten vor praktischen Ärzten über die Narkoseführung mit dieser Substanz. Unabhängig von den Nebenwirkungen des Avertins ist das Hauptargument v. d. Portens gegen seine Anwendung die fehlende Steuerbarkeit. Für die Klinik übernimmt er die Vorstellungen Straubs von der „Basisnarkose".

Mit der gleichen Begründung lehnt er das Pernokton (oder Pernoston) sowie das Somnifen ab. Pernokton fand als erstes Barbiturat in großem Umfang bei der intravenösen Allgemeinnarkose Verwendung. In Deutschland geht seine Einführung auf R. Bumm (1927) zurück. 1929 erfolgte erstmals die intramuskuläre Somnifengabe zur Erzielung einer Narkose. Über beide Barbiturate ist v. d. Porten 1930 bereits gut informiert, lehnt sie jedoch trotz der Möglichkeit der parenteralen Narkoseeinleitung wegen der fehlenden Steuerbarkeit ab.

Erstmals spricht v. d. Porten das Lachgas an. Die Lachgas-Sauerstoffnarkose war Anfang des 20. Jahrhunderts in den USA ein sehr verbreitetes Narkoseverfahren. „In Deutschland wurde die Lachgasnarkose in der Heidelberger Frauenklinik 1910 von Neu zu längeren Betäubungen gebraucht. 1914 empfiehlt es E. Zweifel für kurze Eingriffe mit Skopolamin-Morphin zusammen, hält es aber für ungeeignet bei Laparotomien, da keine Entspannung der Bauchdecken erreicht wurde. 1926 wurde neben der Narcylenbetäubung in der Chirurgischen Universitätsklinik in Hamburg-Eppendorf von Sudeck die Lachgasnarkose neu aufgenommen und die Betäubungstechnik ausgebaut. In Holland erwarb sich die Leidener Chirurgische Klinik durch Zaaijer und Meiss Verdienste um den Ausbau der Lachgasbetäubung" (Genz 1928, S. 379–380).

Verwendet wurde in Hamburg zunächst ein Überdruckgerät der Leidener Klinik. „Bald aber wurde von Sudeck und Schmidt mit dem Drägerwerk in Lübeck zusammen ein neuer Apparat[+] angegeben, der auf den Überdruck verzichtet, da auch ohne Überdruck eine Narkose erzielt wird (+„Modell A" mit Kreisatmung und Kohlensäureabsorption, Anm. d. Verf.; Genz 1928, S. 380).

Ernst v. d. Porten lehnt die Zaijersche Überdrucknarkose wegen des hohen technischen Aufwandes, die Sudecksche Variante mit Morphin-Atropin-Prämedikation und eventueller Ätherzugabe wegen zu vieler differenter Pharmaka ab. Genau die gleiche Prämedikation, die in der Sudeckschen Klinik angewendet wurde, empfiehlt er allerdings zur Vorbereitung der Äthernarkose. Diese Empfehlung veröffentlichte er bereits 1925. Die Beschreibung des von ihm als sicher angesehenen „Stadiums intermedium" mit dem abortiven, asynchronen Cornealreflex stammt von 1926.

Das Ergebnis seiner Zusammenfassung ist, daß die Äthertropfnarkose mit der Sudeckschen Ventilmaske, von der er bereits 1914 eine Modifikation entwickelt hatte, für die Praxis die Methode der Wahl sei.

Eine Veröffentlichung der Arbeit („Das Narkoseproblem in der Praxis") in seinem „Hausblatt" *Schmerz, Narkose und Anästhesie* erfolgte wahrscheinlich nicht, weil sein Artikel keinen höheren wissenschaftlichen Anspruch hatte, da er von der Konzeption her zur Information von Allgemeinärzten gedacht war. Immerhin wird sie von Lorenz in *Schmerz, Narkose und Anästhesie* [4. Jg. (1931/32), S. 40] referiert und geurteilt: „Die Arbeit lohnt sich zum Nachlesen, deshalb wurde ein ausführliches Referat vermieden." Der gleiche Artikel wird ein Jahr später im *Korrespondenzblatt für Zahnärzte* [1 (1931), S. 55 ff.] veröffentlicht. Die Publikation in diesem Organ beruhte wahrscheinlich auf der Praxisbezogenheit des Artikels, die für Zahnärzte, die ohne große klinische Möglichkeiten anästhesieren müssen, besonders wichtig war. Aus dieser Veröffentlichung wurde dann von Lindemann (1932/34, S. 128) in seiner Arbeit über die Anästhesie im Trigeminusgebiet zitiert.

4.1.19 Über Atmung während der Narkose (v. d. Porten 1931/32)

Die letzte uns bekannte Orginalarbeit v. d. Portens befaßt sich mit den narkosebedingten Veränderungen der Atmung. Von amerikanischen Anästhesisten hatte v. d. Porten auf dem I. Internationalen Narkosekongreß in Nottingham 1926 gehört, „daß sie sich gar nicht nach den Pupillenreflexen richten" (v. d. Porten 1931/32, S. 175). Grund für ihn im gleichen Jahr, anläßlich der Beschreibung seines „Stadium intermedium" (v. d. Porten 1926), wegen der „kombinierten Narkose" mit Morphin-Scopolamin bzw. Morphin-Atropin zu fordern, sich von der Prüfung der Pupillenreflexe zur Beurteilung der Narkosetiefe freizumachen. Als Ersatz schlug er die Prüfung der Cornealreflexe vor. Eine weitere Möglichkeit, die Pupillenreflexe als Maßstab der Narkosetiefe zu verlassen, sieht er jetzt in der Beobachtung der Atmungsformen unter der Narkose.

Albert H. Miller aus Providence, Rhode Island, veröffentlichte 1925 die Ergebnisse seiner Studien über die aufsteigende Atemlähmung, wie man sie bei Patienten in Allgemeinnarkose fand. Miller konnte zeigen, daß sich während der Narkoseeinleitung eine Atmung vom normalen oder gemischten Typ findet. In dem Maß wie die Narkosetiefe zunimmt, tritt nach einer Periode verlangsamter Atmung schließlich Bauchatmung auf. Nach einigen wenigen Atemzügen setzt die Thoraxatmung wieder ein, die aber erst nach und nach an Umfang zunimmt. Ganz zum Schluß setzt die Bauchatmung ein (Keys 1968, S. 108–109).

Ernst v. d. Porten kommt auf Grund seiner klinischen Beobachtungen zu ähnlichen Resultaten. Millers Arbeiten waren der Beginn einer ganzen Reihe von Studien verschiedener Autoren, wie auch der v. d. Portens, zu diesem Thema. Deren Ergebnisse mündeten schließlich in Guedels Einteilung der Zeichen und Stadien der Narkose 1937 ein.

Zu den Beobachtungen v. d. Portens ist speziell anzumerken, daß sie nach seinen Angaben „sowohl für die Aethernarkose, wie für die Narkose mit Schleichschem Siedegemisch und auch für die Narkose mit Narcylen" (v. d. Porten 1931/32, S. 175) Gültigkeit haben. „Beobachtungen über die Atmung bei Lachgas- und bei Avertin-Narkose habe ich noch nicht gemacht." Anzunehmen ist, daß er auf Grund seiner Überlegungen 1930 keine Erfahrungen mit diesen Narkotika hatte. Seine klinischen Beobachtungen kombiniert er noch mit einer berufspolitischen Forderung: „Da nun die Situation nur von dem mit Sicherheit richtig beurteilt werden kann, der den ganzen Verlauf der Narkose genau selbst beobachtet hat, so ergibt sich hier die grundsätzliche Forderung, niemals eine Narkose zu übernehmen, die ein anderer angefangen hat. Wo diese grundsätzliche Forderung aus äußeren Gründen nicht erfüllt werden kann, da scheint mir doppelte Vorsicht geboten." (v. d. Porten 1931/32, S. 173)

4.2 Die Referatetätigkeit v. d. Portens

In der Einführung zu *Der Schmerz* 1928 versprechen Gauß, Wieland und v. d. Porten nicht nur die Veröffentlichung von „einschlägigen Arbeiten" die „das Schmerzproblem betreffen", sondern auch: „Wo die Originalarbeiten schon an anderen Stellen veröffentlicht sind, wird ein regelmäßiger und erschöpfender Referatedienst Aufbau und Inhalt derselben den Lesern dieser Zeitschrift schnell zugänglich machen." Damit hoffen sie, daß „Originalarbeiten, Referate und in zwangloser Folge erscheinende Übersichten dem Leser die genaue Kenntnis der Forschungsergebnisse und Forschungserfahrungen vermitteln werden, die im Ausland – auch in einer wenig gangbaren Sprache – veröffentlicht sind".

Besonders im Erscheinungsjahr von *Der Schmerz* 1928 und nach der Vereinigung von *Der Schmerz* und *Narkose und Anästhesie* zu *Schmerz, Narkose und Anästhesie* 1929/30 widmet sich v. d. Porten dieser Arbeit. Insgesamt referiert er über 33 Artikel. Diese Referate lassen dabei nach Auswahl, Art der Besprechung und Wertung Rückschlüsse auf anästhesiologische Fragestellungen zu, die damals nicht nur für v. d. Porten, sondern auch die anästhesiologisch interessierten Ärzte relevant gewesen zu sein scheinen. Daher sollen in den folgenden Abschnitten seine Referate in chronologischer Reihenfolge wiedergegeben und kurz kommentiert werden.

4.2.1 *Der Schmerz I* (1928), S. 249: E. Frommel, Que penser de quelques injections preparantes ou concomitantes de la narcose chloroformique, *Schweizerische medizinische Wochenschrift* (1927), S. 694

Tierexperimentelle Arbeit in der elektrokardiographisch der Einfluß von Atropin, Scopolamin und Morphin auf den Ablauf der Chloroformnarkose untersucht wird. E. v. d. Porten berichtet kurz ohne Wertung über die positiven Ergebnisse Frommels mit Atropin und Scopolamin, wohl um die Effektivität der von ihm empfohlenen Prämedikation (v. d. Porten 1925 b) auch experimentell bestätigt zu sehen. Andererseits ist er ja seit 1922 ein entschiedener Chloroformgegner und wird 1929 die Versuche Führners die Toxizität des Chloroforms zu reduzieren in scharfer Form zurückweisen.

Eine weitere Arbeit Frommels, die er referiert (s. 4.2.4) bestätigt ihn.

4.2.2 *Der Schmerz I* (1928), S. 253: M. Roch und E. Frommel, L'anaesthésie locale sous-cutanée dans le traitement des douleurs d'origines viscérales et séreuses, *Presse Médicale 25* (1927)

Die Verfasser (u. a. wieder Frommel) empfehlen das Verfahren nach Lemaire zur Beseitigung viszeraler Schmerzen. Dabei soll durch subcutane Novocaininjektionen eine Unterbrechung der Reflexzonen erfolgen. Damit entspricht dieses Referat der Zielsetzung der Zeitschrift, wie sie bei der Einführung geplant war: „Unter den Maßnahmen zur praktischen Therapie des Schmerzes sollen die physikalischen, medikamentösen und psychotherapeutischen Methoden berücksichtigt werden, wie sie in Gestalt von zahlreichen Mitteln und Methoden von allen Sonderfächern der Medizin angewendet werden" (v. d. Porten 1928 a, S. 3).

4.2.3 *Der Schmerz I* (1928), S. 253: E. Lannig, Likes of Lamar, Some Conclusions from over 800 Major Operations under Local Anaesthesia, *British Journal of Anaesthesia* (1928), S. 139–148

Der Autor empfiehlt die Lokalanästhesie für Laparotomien und Appendektomien. E. v. d. Porten gibt kurz den Inhalt wieder und meint, daß die Technik in „nichts wesentlichem von der allgemein verbreiteten abweicht". In Deutschland wurden in den zwanziger Jahren „bis zur Hälfte der großen Operationen, wie etwa an Galle, Magen und gynäkologische abdominale Totaloperationen in Lokalanästhesie durchgeführt" (Heimbach 1983, S. 7). Anlaß für Kayes Kommentar: „Certainly, the German surgeon is apt to use local anesthesia for cases where considerable pain is inevitable. He is guilty of a certain insensitiveness to infliction of pain . . ." (Kaye 1931, S. 7). Lannigs Arbeit und v. d. Portens Referat darüber zeigen, daß aber auch in den angloamerikanischen Kliniken die Lokalanästhesie für große Eingriffe ein gängiges Verfahren war.

4.2.4 *Der Schmerz I* (1928), S. 310: E. Frommel, Les modifications du Rhythme au cours de la narcose au chloroform et à l'éther, *Archives des maladies du coeur (1927)*

Erneut tierexperimentelle Arbeit von Frommel (vgl. 4.2.1) bei der elektrokardiographisch Äther und Chloroform verglichen wurden. Chloroform führte im Gegensatz zum Äther zu frühzeitigen Rhythmusstörungen und sollte daher bei kardial geschädigten Patienten nicht genommen werden. Dieser Artikel bestätigt experimentell die Forderung v. d. Portens nach Abschaffung des Chloroforms und wurde daher für berichtenswert gehalten.

4.2.5 *Der Schmerz I* (1928), S. 323: Gaston Labat, Regional Anaesthesia for Orthopaedic operations of the Spinal Column, *Current Researches in Anesthesia and Analgesia* (1928), S. 38–44

E. v. d. Porten berichtet über einen Artikel von Gaston Labat, der 1920 in den USA zeigte, daß die meisten Operationen in Lokal-, Regional- oder Spinalanästhesie durchgeführt werden können (Keye 1968, S. 147). Der referierte Artikel beschäftigt sich mit regionalannästhetischen Problemen der Halswirbelsäule. „Die detaillierte Darstellung der Technik ist zum Referat nicht geeignet und müßte im Original nachgelesen werden", meint v. d. Porten. Da er sich in seinen Arbeiten ausschließlich mit Narkoseproblemen beschäftigte, dürfte v. d. Porten mit diesen Methoden nicht sehr vertraut gewesen sein.

4.2.6 *Der Schmerz I* (1928), S. 387: Ruffin Abbott Wilson, The value of Surgical Intervention upon the Tuberculous and the Importance of the Selected Anesthetic, *Current Researches in Anesthesia and Analgesia 1* (1928), S. 34

Wesentlich an der Arbeit scheinen v. d. Porten die Überlegungen des Autors zur Auswahl der Anästhetika bei Operationen tuberkulosekranker Patienten. Berücksichtigt werden Äther, Chloroform und Lachgas. Wegen der diversen Nebenwirkungen bevorzugt der Autor die Lokalanästhesie.

4.2.7 *Der Schmerz I* (1928), S. 330/331: William Thalhimer, Laboratory Aids in the Preparation and After Care of Surgical Patients, *Current Researches in Anesthesia and Analgesia* (1928), S. 30–33

Eine amerikanische Arbeit, in der vom Autor die Hinzuziehung eines „Anästhesisten", eine elektrokardiographische Untersuchung und ein Blutbild bei Operationen gefordert wird. Außerdem sollen postoperativ „Acidose" und „Alkalose" kontrolliert werden. Bemerkenswert erscheint v. d. Porten die Forderung nach einem „Anästhesisten". Mit den Überlegungen zum Säure-Basen-Gehalt greift der Autor die Untersuchungen W. Bournes auf, der 1924 auf den Mechanismus der Acidose unter Narkose hinwies. E. v. d. Porten traf Bourne auf dem I. Internationalen Narkose-Kongreß in Nottingham 1926. Die Überlegungen des Autors dürften ihm daher schon länger vertraut gewesen sein.

4.2.8 *Der Schmerz I* (1928), S. 399/340: Ritter und Rimarski, Die Beseitigung der Explosionsgefahr des Narcylen-Betäubungsapparates aus inneren Ursachen, *Münchner Medizinische Wochenschrift 7* (1928), S. 314–316

Besprochen werden in der Arbeit Ursachen für gerätebedingte Explosionen und ihre Abschaffung. Für v. d. Porten sicher ein interessanter Artikel. Nach Einführung des Acetylens (Narcylens) kam es zu Explosionen. Grund für eingehende Untersuchungen von Gauß (1925), Wienecke (1928) und Rimarski (1925) über die Entstehungsursachen und die Gefahren der Narcylennarkose in sicherheitstechnischer Beziehung (Killian 1954, S. 514). Anschließend wurde ein neues Modell von den Drägerwerken entwickelt und von Ritter und Rimarski in o. g. Artikel bezeugt, „daß der neue Drägersche Apparat (gemeint ist Modell V, Ref.) allen diesen Anforderungen entspricht". Trotz dieses Gutachtens, das v. d. Porten (1930 b) in seiner Arbeit über Narcylen in der Praxis erwähnt, lehnt er das Narcylen wegen seiner Explosivität für den niedergelassenen Arzt ab.

4.2.9 *Der Schmerz I* (1928), S. 343: H. M. Cohen, International Anesthesia Contacts and Publications, *Current Researches in Anesthesia and Analgesia* (1928), S. 17/18

Original und Referat demonstrieren die Verbundenheit von F. H. McMechan, H. M. Cohen und E. v. d. Porten. Cohen, Herausgeber des *British Journal of Anaesthesia*, veröffentlicht einen Artikel, über den v. d. Porten im *Schmerz* referiert, in den *Current Researches*, die wieder von McMechan herausgegeben werden. Er betont darin den Wert internationaler Anästhesistenkongresse. Alle drei, die im Herausgeberverzeichnis von *Der Schmerz* mit *Narkose als Spezialfach* aufgeführt werden, hatten sich auf dem I. Internationalen Narkosekongreß in Nottingham getroffen und gute persönliche Beziehungen angeknüpft.

4.2.10 *Der Schmerz II* (1928), S. 79: Erich Schneider, Pernokton, *Narkose und Anästhesie I* (1928), S. 225–238

Tierexperimentelle Arbeit über die Wirkungsweise von Pernokton. Pernokton (= Pernoston) wurde 1927 von R. Bumm in die Klinik eingeführt. E. v. d. Porten vergleicht die Ergebnisse Schneiders mit denen Bumms. Sein Fazit: Mit Pernokton ist eine gute Narkoseeinleitung, aber keine Reflexdämpfung und Unterhaltung der Narkose möglich. Die Arbeit ist in sein Übersichtsreferat „Das Narkoseproblem in der Praxis" eingegangen (v. d. Porten 1930 b, S. 1857).

4.2.11 *Der Schmerz II* (1928), S. 237/238: W. J. Hume, Selective Anesthesia for Toxic Goiter Cases, *Current Researches in Anesthesia and Analgesia* (1928), S. 291

Der Autor fordert für die Narkose bei Patienten mit hyperthyreoter Struma die Hinzuziehung eines geübten Anästhesisten, eine Vorbereitung mit Morphium und die Lokalanästhesie, evtl. Äthylen- oder Lachgasnarkosen. Der Referent v. d. Porten betont die Forderung des Autors: „Narkose durch einen besonders geübten Narkosearzt!" Über die Narkoseführung bei hyperthyreoten Patienten äußerte sich v. d. Porten bereits 1926 in der Diskussion auf dem I. Internationalen Narkosekongreß in Nottingham: „... the general anaesthetic should be as light as possible especially in dealing with thyroid cases." Daher kann er dem Autor beipflichten: „Keine großen Dosen von differenten Mitteln, sondern statt dessen kleine Dosen synergisch wirkender Medikamente."

4.2.12 *Der Schmerz II* (1928), S. 238: R. W. Hornabrook, General Expression of Opinion, But Not Necessarily An Expression of General Opinion, *Current Researches in Anesthesia and Analgesia* (1928), S. 180–186

„Berufspolitische" Arbeit aus dem angloamerikanischen Raum, in der vom Autor für Narkosen ausschließlich ein „Anästhesist (Facharzt für Narkose)" gefordert wird. E. v. d. Porten referierte wahrscheinlich die Arbeit, um der Forderung des Autors auch im deutschsprachigen Raum Ausdruck zu verleihen. Wenn schon die angloamerikanischen Anästhesisten noch 1928 um ihre Anerkennung kämpfen mußten, wieviel schwieriger dürfte es für v. d. Porten in Deutschland gewesen sein.

4.2.13 *Der Schmerz II* (1928), S. 238/239: C. Hooper und J. Gwathmey, Preliminary Medication in General Anaesthesia: With Special Reference to the Margin of Safety and Postoperative Lung Lesions, *Current Researches in Anesthesia and Analgesia* (1928), S. 167

Autor ist u. a. James Gwathmey, einer der führenden amerikanischen Anästhesisten seiner Zeit. Als ideale Prämedikation empfehlen die Autoren die Kombination von Morphium mit intravenöser Gabe von Magnesiumsulfat. Dies geht auf Untersuchungen von C. H. Peck u. S. J. Meltzer zurück, die 1916 diese Narkoseform untersuchten (Keys 1968, S. 85). Gwathmey hatte Erfahrung in der Gabe von Magnesiumsulfat, da die endgültige Technik seiner Öl-Äther-Colon-Anästhesie in der i. v.-Gabe von Magnesium- und Morphiumsulfat und der rektalen Instillation von Chinin, Alkohol, Äther und Petroleum oder Olivenöl bestand (Keys 1968, S. 73). E. v. d. Porten berichtet kommentarlos.

4.2.14 *Der Schmerz II* (1928), S. 239: O. Ch. Cassegrain, Some Observations on the Immediate Prognosis of Major Operations, *Current Researches in Anesthesia and Analgesia* (1928), S. 287

Das Narkoseverfahren und die Prognose macht der Autor von einer Blutdruckuntersuchung, der Bestimmung von Kreatinin und Harnstoff und des Säure-Basen-Gleichgewichtes abhängig. E. v. d. Porten ist sich mit dem Autor einig, daß eine Chloroformmaske, wenn überhaupt, nur bei völlig normalen Werten durchgeführt werden sollte. Völlig normale Stoffwechselparameter verlangt der Autor allerdings auch für die Spinalanästhesie und erhält keinen Widerspruch durch v. d. Porten. Letzter war wohl mit der Regionalanästhesie weniger vertraut, obwohl gerade die Spinalanästhesie damals ein gängiges Verfahren war.

4.2.15 *Der Schmerz II* (1928), S. 239: N. Gilette, The Management of Difficult Goiter cases, *Current Researches in Anesthesia and Analgesia* (1928), S. 191/192

Der Verfasser behandelt die Narkoseführung bei Patienten mit Kropf und Thyreotoxikose. Wieder benutzt v. d. Porten einen Artikel, um die darin enthaltene Forderung nach der Narkoseführung durch einen geübten Anästhesisten zu propagieren. Nach Meinung v. d. Portens „merkwürdigerweise", empfiehlt der Autor die Gabe von Jodtinktur per Klysma postoperativ zur Verminderung des postoperativen Schocks. Anzunehmen ist, daß es sich um die Therapie einer thyreotoxischen Krise handeln könnte, wobei der Autor allerdings nach heutigen therapeutischen Konzepten recht hätte.

4.2.16 *Der Schmerz II* (1928), S. 239/240: M. Q. Ewing, Choice of Anesthesia in Gall-Bladder-Surgery, *Current Researches in Anesthesia and Analgesia* (1928), S. 98

Angesprochen vom Autor und vom Referenten v. d. Porten für erwähnenswert gehalten wird die Forderung nach einer präoperativen Untersuchung der Leberfunktion, die Lokalanästhesie mit Novocain (1904 von Einhorn entdeckt) bei ungünstigen Fällen und eine Morphin-, Atropin-Prämedikation. E. v. d. Porten ist sich mit dem Verfasser einig, daß nur eine individuelle Wahl der Anästhesiemethode die Mortalität der Gallenblasenoperation senken kann. Arbeiten über Prämedikation und Laboruntersuchungen wurden durch v. d. Porten schon in diversen Referaten vorgestellt.

4.2.17 *Der Schmerz II* (1928), S. 240: D. Marca, Anesthesia in Emergency Lung Surgery, *Current Researches* (1928), S. 120

Der Autor berichtet, daß dringende Lungenoperationen mit Eröffnung der Pleura auch ohne Überdruck in einfacher Gas- oder Äthernarkose erfolgen können. 1928 war die Technik der Operationen am offenen Thorax, seit der Vorstellung der Unterdruckkammer Sauerbruchs auf dem 33. Chirurgenkongreß in Berlin 1903, bereits entwickelt. Die Berichterstattung über diesen Artikel durch v. d. Porten dürfte demnach auf seiner notfallmedizinischen Relevanz beruht haben.

4.2.18 *Der Schmerz II* (1928), S. 240: E. W. Nothcutt, Safety factors in Prostatic Surgery: With Special Reference to the Type of Anaesthesia Employed, *Current Researches* (1928), S. 164

Der Verfasser lehnt Chloroform und Äther in der Prostatachirurgie ab (wegen Verminderung der „Alkalireserve"). Lachgas und Äthylen relaxieren nicht genügend. Seine Empfehlung: Epiduralanästhesie mit 20 ccm Novocain 3%. Diese Arbeit unterliegt dem Einfluß der Forschungsergebnisse von Bourne, Stehle und Leake, die Veränderungen des Säure-Basen-Gleichgewichtes in Narkose seit 1924 diskutierten (Keys 1968, S. 112, 132, 188). Die Verminderung der „Alkalireserve" beschäftigte v. d. Porten in mehreren Referaten. Interessanterweise gibt der Autor die Epiduralanästhesie an. Zwar soll bereits 1885 Corning in den USA eine Periduralanästhesie durchgeführt haben, doch wird dies von vielen angezweifelt (Keys 1968, S. 64). Vermutlich war Fidel Pages 1902 für die Einführung federführend. Aber noch 1931 bezeichnete A. M. Dogliotti die Periduralanästhesie als seine Entdeckung. Erst 1936 soll durch Charles B. Odom in den USA diese Methode als Epiduralanästhesie veröffentlicht worden sein (Keys 1968, S. 69). Demnach stellt dieser Artikel ein interessantes zeitgeschichtliches Dokument dar, da der Autor eindeutig von 100 Epiduralanästhesien (1928) spricht, die er erfolgreich ausgeführt haben will. Eine Wertung durch v. d. Porten konnte wegen des mangelnden Bekanntheitsgrades des Verfahrens nicht erfolgen.

4.2.19 *Der Schmerz II* (1928), S. 244: W. Webster, The Effects of Anesthetics on the Body as a Whole, *Current Researches* (1928), S. 299

Besprochen werden die Nebenwirkungen von Chloroform und Äther mit der Konsequenz, „daß man Narkosen nur einem Narkose-Facharzt anvertraut". Ein weiteres „berufspolitisches" Referat v. d. Portens.

4.2.20 *Der Schmerz II* (1928), S. 251: L. F. Sise, R. R. Mason, I. K. Bogan, Prophylaxis of Postoperative Pneumonia: Preliminary Report of Some Experiments after Upper Abdominal Operations, *Current Researches* (1928), S. 187–190

Die Verfasser empfehlen zur Prophylaxe postoperativer Pneumonien nach Oberbauchoperationen die Kohlensäureinhalation. Die Einführung der Kohlensäure in die Technik der Narkose beruht in der Hauptsache auf den Arbeiten von Henderson-Haggard-Coburne (1920), die die analeptische Atemwirkung dieses Gases zur Steuerung der Ventilation empfahlen (Killian 1954, S. 789). Über diese Methode urteilte aber Killian retrospektiv: „Wie viele Opfer diese Fehlbeurteilung gekostet hat, wie viele Menschen heute noch daran sterben trotz ausreichender Sauerstoffgaben, läßt sich nicht sagen." Wie viele seiner Zeitgenossen, wie auch Killian, wird aber v. d. Porten dieser Methode wohlwollend gegenübergestanden haben, da keine Kritik oder Zweifel in seinem Referat über den Artikel laut werden.

4.2.21 *Der Schmerz II* (1928), S. 252: W. P. Driscoll, Shock in Pregnancy and Labor, *Current Researches* (1928), S. 113

Der Verfasser bespricht die Acidoseentstehung unter Narkose, die Leber- und Nierenschädigungen unter Äthernarkose und empfiehlt die Narkoseführung bei Schwangeren und Kreißenden durch einen „trained anesthetist" und die Schockbekämpfung u. a. mit „gum-glucose" (einer 40° C warmen Lösung von 6% Akzien-Gummi mit 20% Traubenzucker). Die Forderung des Autors nach einem „trained anesthetist", einem „Facharzt für Narkose" wie es v. d. Porten übersetzt, dürfte letzterem sicher sympathisch gewesen sein. Das Urteil v. d. Portens über die „gum-glucose": „gute Wirkung", ist aber schon damals überholt. Die von Bayliss im Ersten Weltkrieg eingeführte Gummilösung war schon 1922 wieder wegen ihrer Nebenwirkungen offiziell von englischer Seite abgelehnt worden (Killian 1954, S. 301).

4.2.22 *Der Schmerz II* (1928), S. 253: J. G. Poe, Minimizing the Fire, and Explosion Hazard in the Administration of Anesthetics, *Current Researches* (1928), S. 295

Der Verfasser berichtet über Möglichkeiten zur Verringerung der Explosionsgefahr bei Äthylen-Sauerstoff- und Äther-Sauerstoff-Narkosen. Nach den Ausführungen Poes verringert die Rückatmung durch die Feuchtigkeit und den Kohlensäuregehalt der Exspirationsluft die Explosivität. Dazu merkt v. d. Porten an: „Die Amerikaner verwenden bei Rückatmung keine Kalipatrone." Dies beruht auf der Kenntnis des „Modells A" der Firma Dräger, das 1924 in Deutschland eingeführt und mit Kohlensäureabsorber als Einwegpatrone hergestellt wurde. Das Wissen um die technischen Änderungen des Dräger-Narcylen-Narkoseapparates nach Gauß und Wieland, die in dem Gutachten von Ritter und Rimarski niedergelegt wurden, über das er zuvor referierte (siehe 4.2.8), veranlaßt ihn zu dem Kommentar: „..., daß der Verfasser von dem Erden des Patienten und des Apparates nicht viel hält".

4.2.23 *Schmerz, Narkose und Anästhesie I* (1929/30), S. 34/35: Raine, Forrester, Yates, Significance and Treatment of Anemia in Relation to Anesthesia and Operation, *Current Researches*(1928), S. 82

Bemerkenswert erschien v. d. Porten sicher die amerikanische Forderung, anämischen Patienten möglichst generell Blut zu transfundieren. Während sich nach dem Ersten Weltkrieg in den USA ein organisiertes militärisches und ziviles Spenderwesen entwickelte, wurden in Deutschland oft Direkt-Transfusionen mit dem Beckschen Apparat vorgenommen. In den 20er Jahren war die Transfusion immer noch eine Ausnahme, die Blutspende eine Art „Heldentat" (Schlimgen et al 1981, S. 59–61).

4.2.24 *Schmerz, Narkose und Anästhesie I* (1929/30), S. 35/36: J. G. E. Hinkle, Further Studies in the Clinical Results of Alkoform Analgesia, *Current Researches* (1928), S. 309

Der Autor beschreibt seine guten Erfahrungen mit Alkoform, einer Mischung aus Alkohol, Chloroform und Äther. Ernst v. d. Porten äußert sich negativ zu dieser

Arbeit. Zum einen moniert er, daß dem Verfasser die Schleichschen Narkosegemische unbekannt seien, obwohl diese 1928 bereits überholt waren. Zum anderen bemerkt er, daß dem Autor „Der Siegeszug des Sudeckschen Ätherrausches entgangen ist". Hier nimmt er wieder Bezug auf die von ihm oft zitierte und als Meilenstein der Anästhesie angesehene Arbeit Sudecks von 1909.

4.2.25 *Schmerz, Narkose und Anästhesie 1*(1929/30), S. 38/39: H. A. Lakin,
    The Use of Carbon Dioxid During Induction and Maintenance of Ether Anesthesia, *Current Researches* (1928), S. 85

Bericht über die Steuerung der Ätherinhalationsnarkose durch Beeinflussung der Ventilation über Kohlendioxidanreicherung der Inspirationsluft. Vergleiche Referat 2.20. Das Interesse für diese Methode läßt sich daran ersehen, daß auf der gleichen Seite der Ausgabe von *Schmerz, Narkose und Anästhesie* zwei weitere Referate zu diesem Thema erfolgen.

4.2.26 *Schmerz, Narkose und Anästhesie 1* (1929/30), S. 39/40: L. W. Harding,
    Teaching Anesthesia: The Technique of Administration and the Handling of Emergencies, *Current Researches* (1928), S. 100–108

Wichtig erscheint v. d. Porten bei seinem Referat der Hinweis, daß der Autor Facharzt für Narkose ist und daß nach dessen Meinung nur gut ausgebildete Narkotiseure den Anforderungen eines Notfalles bei einer Narkose gewachsen sind. Aufgefallen an diesem Artikel ist v. d. Porten, daß der Verfasser die Narkosetiefe ausschließlich nach Atmung und Hautfarbe und nicht nach Pupillen-, Puls- und Blutdruckverhalten beurteilt. Damit bestätigt der Autor seine Erfahrungen in Nottingham 1926, daß die amerikanischen Anästhesisten sich nicht nach den Pupillenreflexen richten (v. d. Porten 1931/32, S. 175). Konsequenz ist ja, daß er sich ebenfalls verstärkt nach der Atmung richtet und darüber veröffentlicht. Bemerkenswert ist ihm auch, daß der Autor bei Operationen am Kopf ausschließlich Intubationsnarkosen verwendet, obwohl er selber sich schon seit 1924 damit befaßte (v. d. Porten 1925 b). Während seiner Meinung nach das Chloroform „allgemein verurteilt wird", scheint der Amerikaner gerne damit zu arbeiten, insbesondere in der Kombination mit Lachgas/Sauerstoff. Während sich nämlich im anglo-amerikanischen Raum die Kombination von Äther oder Chloroform mit Lachgas *und* Sauerstoff durchsetzte, wurden in Deutschland zunächst überwiegend Sauerstoff-Äther- oder Sauerstoff-Chloroform-Narkosen getätigt (Wawersik 1982, S. 546).

4.2.27 *Schmerz, Narkose und Anästhesie 1* (1929/30), S. 70: G. M. Astley,
    Spinal Anesthesia for Cesarean Section in the Toxemias of Pregnancy, *Current Researches* (1928), S. 125

Beschreibung der Spinalanästhesie mit vierprozentigem Stovain beim Kaiserschnitt bei Schwangeren mit Urämie/Eklampsie. Das Stovain war ein weniger toxischer Abkömmling des Kokains und wurde 1903 von Founeau eingeführt (Keys 1968, S. 66). Bemerkenswert ist die Mortalitätsrate der Schwangeren, die der Autor mit 15% angibt.

4.2.28 *Schmerz, Narkose und Anästhesie 1* (1929/30), S. 73: R. Hargrave, Intratracheal Nitrous Oxide Oxygen Anesthesia, *British Journal of Anaesthesia 2* (1928), S. 98 ff.

Ernst v. d. Porten führte bereits 1924 Intubationsnarkosen durch. Er dürfte noch starre Tuben mit einem Trichter, den er dann in die Narkosemaske montierte, verwendet haben (v. d. Porten 1925 b). Demgegenüber verwendete der Autor „statt des bei uns üblichen Intubationsbesteckes einen dünnwandigen, mit Silberdraht umsponnenen elastischen Seidenkatheter". Das Referat v. d. Portens zeigt sein Interesse für diese Narkosemethode, die erst nach dem Zweiten Weltkrieg gegen zahlreiche Widerstände in Deutschland eingeführt wird (Killian: „Ja, als ausländische Anästhesisten die Intubation gelegentlich in großen deutschen Kliniken zeigten, erklärte so mancher bekannte Ordinarius der Chirurgie empört: *Kommt mir nicht in meine Klinik!*" [Killian 1964, S. 230].

4.2.29 *Schmerz, Narkose und Anästhesie 2* (1929/30), S. 81: C. W. Hoeflich, Nurse Anaesthesia, *Current Researches* (1928), S. 374

Der Autor fordert propagandistische Maßnahmen bei Chirurgen, den Regierungen und jungen Ärzten, um die Facharzt-Narkose gegen die Schwestern-Narkose durchzusetzen. Diese berufspolitische Arbeit aus dem anglo-amerikanischen Anästhesiewesen spricht v. d. Porten aus dem Herzen und er referiert den Artikel zur Unterstützung seiner eigenen Bemühungen nach einem Narkosefacharzt in Deutschland.

4.2.30 *Schmerz, Narkose und Anästhesie 2* (1929/30), S. 159: J. H. Evans, Postanesthetic Anoxemia, *Current Researches* (1928), S. 65

Thema des Artikels ist die Behandlung postnarkotischer Hypoxien mit langdauernden Sauerstoffinhalationen. Der Inhalt wird kurz ohne Kommentar durch v. d. Porten wiedergegeben.

4.2.31 *Schmerz, Narkose und Anästhesie 2* (1929/30), S. 396: F. T. Romberger, Clinical Studies and Chemical Analysis of Rebreathed Mixtures, *British Journal of Anaesthesia 3* (1928), S. 149

Es handelt sich um eine amerikanische Arbeit im *British Journal*. Untersucht wurden die Gaskonzentrationen im Sparbeutel. Ernst v. d. Porten dürfte den Artikel referiert haben, um die Probleme zu demonstrieren, die den Amerikanern, die ohne „Kali-Patrone", d. h. ohne Kohlendioxidabsorption arbeiteten, drohen. In den USA wurde zwar 1915 von Dennis E. Jackson eine Methode zur CO_2-Absorption entwickelt, die aber nicht in die Klinik eingeführt wurde. Erst durch Verbesserungen Waters 1924 und Swords 1926 entstand unter konstruktiver Mitarbeit von Foregger das erste amerikanische Modell eines geschlossenen Systems mit Absorption (Keys 1968, S. 97–100). Bis dato waren Systeme mit Sparbeutel üblich, die zu einer erheblichen CO_2-Anreicherung führten.

4.2.32 *Schmerz, Narkose und Anästhesie 3* (1930/31), S. 402: W. Webster, The Development of Anaesthesia in Western Canada, *British Journal of Anaesthesia* (1928), S. 94–97

Schilderung der Entwicklung der „Spezialität Anästhesie" in Kanada. Nach Meinung v. d. Portens sicher interessant für die deutschen Leser von *Schmerz, Narkose und Anästhesie*, daß bereits zur Jahrhundertwende Fachärzte für Anästhesie in Kanada arbeiten, die ab 1904 Studenten in Narkose unterrichten und prüfen. Der Autor schildert einen Zustand, den v. d. Porten sich seit Jahren schon in Deutschland wünscht.

4.2.33 *Schmerz, Narkose und Anästhesie 5/6* (1932–1934), S. 33/34: Sudeck, Rauschanalgesie, *Sitzung des Ärztlichen Vereins Hamburg am 23. 2. 1932*

Es handelt sich hier um die letzte uns bekannte Publikation v. d. Portens. Er referiert über eine persönlich besuchte Sitzung des Ärztlichen Vereins in Hamburg, vor dem er selber mehrere Vorträge gehalten hatte. Vortragender ist sein ehemaliger Oberarzt Prof. Sudeck, der eine Arbeitshypothese zur Rauschanalgesie entwickelt und insbesondere die Narkosepraxis berücksichtigt. Die Ausführungen zur Narkosepraxis werden durch v. d. Porten speziell betont, da Sudeck wie er das Chloräthyl ablehnt und den Ätherrausch favorisiert. Er hofft, daß durch die Ausführungen Sudecks der Ätherrausch wieder „seine ihm gebührende Stellung in der Praxis der Narkose zurückerobert". Dies entspricht seinen Empfehlungen in seiner Arbeit „Das Narkoseproblem in der Praxis" (v. d. Porten, 1930 b).

4.3 Die Vorträge v. d. Portens vor dem Ärztlichen Verein in Hamburg

Wie sein Vater Maximilian und sein älterer Bruder Paul Maximilian nahm Ernst v. d. Porten an Sitzungen der Hamburger Ärztevereinigung teil. Protokolle dieser Sitzungen wurden gelegentlich in den Medizinalblättern referiert, wenn interessante Themen besprochen wurden. Ernst v. d. Porten äußerte seine Erkenntnisse und Meinungen zu Narkosefragen teilweise vor ihrer Veröffentlichung als Originalarbeit vor diesem Gremium. Insgesamt werden drei Sitzungen, auf denen er vorträgt, für erwähnenswert gehalten.

4.3.1 Ärztlicher Verein Hamburg, Sitzung vom 27. 2. 1923, Klinische Wochenschrift 19 (1923), S. 903

Ernst v. d. Porten berichtet, daß für viele Eingriffe ein geringer Narkosegrad genügt, dessen Zeichen der „abortive Cornealreflex" sei, und schildert seine Kennzeichen. Diese Mitteilung vom Februar 1923 ist der erste Hinweis auf seine späteren Arbeiten für das „Stadium intermedium" der Narkose. Der „abortive Cornealreflex" wird zwei Jahre später in einer Originalarbeit (v. d. Porten 1925 b) wieder auftauchen und zur Charakterisierung seines „Stadium intermedium", das er 1926 beschreibt, zitiert.

4.3.2 Hamburg, Ärztlicher Verein, 26. 11. 1923, Deutsche Medizinische Wochenschrift 17 (1923), S. 565/566

Im November des gleichen Jahres berichtet v. d. Porten erneut vor der Hamburger Ärzteschaft über die Differenzierung der Narkosetiefe und die Verwendung eines noch nicht benannten Stadiums, das dicht jenseits der Exzitation liegt und für extraperitoneale Operationen verwendet werden kann. Anwesend ist u. a. Prof. Ringel, für den er zu der Zeit Narkosen durchführt. Die Wertigkeit des Reflexverhaltens zur Beurteilung der Narkosetiefe resultiert aus der damals wenig gebräuchlichen Methode der Blutdruck- und Pulsregistrierung als Narkoseparameter. Die Kontrolle der Cornealreflexe und der Atmungsform wird v. d. Porten 1931/32 als Methode propagieren, um sich wegen der routinemäßigen Morphin-Atropin-Prämedikation von der Beurteilung der Pupillenreflexe zu lösen.

4.3.3 Die Sitzung des Ärztlichen Vereins Hamburg vom 30. 12. 1924 wird gleich in drei Fachzeitschriften besprochen:

a) Ärztlicher Verein Hamburg, Sitzung vom 30. 12. 1924, Klinische Wochenschrift 9 (1925), S. 426
b) Ärztlicher Verein in Hamburg, Sitzung vom 30. 12. 1924, Münchner Medizinische Wochenschrift 4 (1925), S. 155
c) Hamburg, Ärztlicher Verein, 30. 12. 1924, Deutsche Medizinische Wochenschrift 13 (1925), S. 546

Während Artikel a) und b) identisch sind, ist der ausführlichste c). In dieser Arbeit wird hauptsächlich über den Vortrag v. d. Portens und die anschließende Diskussion berichtet. Der Vortrag v. d. Portens lautet „Zur Narkosefrage". Das Thema v. d. Portens ist die Sonderstellung der Narcylennarkose als Gasnarkose, die Vor- und Nachteile der Inhalations- und Injektionsnarkose und: „Auf Grund seiner Beobachtungen in England, wo *Anästhesia* (Narkose) ein anerkanntes Spezialfach ist und wo beispielsweise jedes größere Krankenhaus einen Narkoseoberarzt und stets einen Narkosearzt vom Dienst hat, empfiehlt der Vortragende eine gründliche Beschäftigung mit der Narkose während des Studiums, wie es dem Ernst und der Wichtigkeit der Sache entspricht."

Dieser Vortrag v. d. Portens wird ausführlich besprochen und die Diskussion im Referat in kurzen Worten wiedergegeben. Schmidt, wie v. d. Porten Schüler Sudecks, bespricht die Vorteile und Nachteile der Narcylennarkose. Heynemann widerspricht der Forderung v. d. Portens nach einem Narkosespezialismus: „Die Ausbildung von *Nurnarkotiseuren* ist sicher gut, aber nicht durchführbar, zumal in der Klinik auch gerade die jüngeren Herren, Medizinalpraktikanten usw. die Narkosen machen müssen." Der spätere Vorsitzende des Hamburger Naturforscherkongresses 1928 über die Gasnarkose, Kümmell sen., vertritt die Auffassung

v. d. Porten, daß in der Praxis die Äthernarkose das Beste wäre und Chloroform gemieden werden muß, und meint: „Die Frage der Narkoseärzte ist sympathisch." Der Chirurg Ringel, einer der „Arbeitgeber" v. d. Portens, äußert sich positiv zur Allgemeinnarkose und lehnt eine übermäßige Lokalanästhesie ab. Wohl beeinflußt durch v. d. Porten, läßt er nur Assistenten die Narkose machen. In starkem Widerspruch zu der Einstellung und den Bemühungen v. d. Portens stehen die Gynäkologen Grube und Calmann, die sich als „Anhänger" des Chloroforms in der Gynäkologie präsentieren. Das Schlußwort in diesem Symposium der Spitzen der Hamburger Chirurgie wird durch v. d. Porten gesprochen.

Das Referat gibt eine Übersicht über den Stand der Anästhesie in Hamburg um das Jahr 1925.

Die Ausführungen v. d. Portens über die Narcylennarkose, die Gauß und Wieland erst 1923 in Deutschland einführten, dürften sich auf seine seit August 1924 sowohl im Allgemeinen Krankenhaus St. Georg als auch in seiner Privatpraxis gesammelten Erfahrungen gestützt haben. Nach der erstmals veröffentlichten Forderung v. d. Portens nach einem Narkosespezialismus 1922 und seiner Englandreise 1923 stellt dieser Vortrag seinen ersten Versuch dar, in seiner Heimatstadt seine Vorstellungen zu propagieren. Sein eigenes Urteil über den Erfolg dieses Vortrages war zunächst skeptisch: „The response was that while a few of the surgical profession expressed their hearty concurrence the main body of my colleagues were either passive or active in their resistance" (v. d. Porten 1930 a, S. 169). Retrospektiv meinte er aber, daß seine Bemühungen schließlich doch zu einem Erfolg führten: „I do not flatter myself that it was my agitation on this occasion which brought about the reaction that actually took effect in Germany in the following years, in the province of anaesthesia" (v. d. Porten 1930 a, S. 170).

Die „reaction" dürfte in der Gründung von *Der Schmerz*, dem Naturforscherkongreß in Hamburg und der erstmaligen Durchführung einer Anästhesievorlesung an der Universität Hamburg bestanden haben.

5 Kommentar zur Bibliographie

5.1 Die Originalia

Wenn man das bibliographische Werk v. d. Portens sichtet, kristallisieren sich mehrere Themenkreise heraus, mit denen er sich vorwiegend beschäftigte. Dabei geben die von ihm aufgezeigten Entwicklungen und seine Arbeiten darüber bestimmte Kapitel deutscher Anästhesiegeschichte wieder. Bereits in seiner ersten Arbeit aus der Klinik (1909) dokumentiert er die damals übliche Inhalationsanästhesie mit Schleichschen Siedegemischen. Die folgenden Arbeiten über die Delirtherapie mit Veronal (1910, 1914 a und 1915) zeigen seine Beschäftigung mit dem ersten Barbiturat, das er bereits überzeugend zur Sedierung verwendet. Die Weiterentwicklung der Sudeckschen Ventilmaske für Operationen in Bauchlage (1915) greift die Entwicklung differenzierterer Narkosetechniken als der bisher üblichen einfachen Gießtechnik auf. In späteren Arbeiten (1922, 1925 b, 1930 b) zeigt sich die Übernahme des Roth-Drägerschen Narkoseapparates und schließlich des „Modells A" nach Sudeck und Schmidt mit Kreisatmung und Kohlensäureabsorption in seine Tätigkeit. Auf Grund der Untersuchungen zur Pathophysiologie der Narkose, die hauptsächlich Anfang der 20er Jahre geführt wurden, formuliert er seine Ablehnung der halogenierten Kohlenwasserstoffe (1922, 1925 a, 1929 und 1930 b), die sich später generell als richtig erweist. Frühzeitig beschäftigt er sich mit der Gasnarkose in Form der Narcylenanästhesie (1925 b), übersieht aber in seinen Arbeiten die Bedeutung der Lachgasanalgesie (1930 b), die Mitte der 20er Jahre von Schmidt und Sudeck in Hamburg eingeführt wird und heute die Grundlage der meisten Anästhesiemethoden darstellt. Seine Veröffentlichungen über die Morphin-Atropinprämedikation (1925 b, 1926, 1929/30 a und 1930 b), die er propagiert, beruhen auf seinen früheren klinischen Erfahrungen, wobei diese Art der Prämedikation in abgewandelter Form auch heute noch praktiziert wird. Die Erforschung und Charakterisierung der Narkosestadien wird von ihm durch seine Veröffentlichung über das Stadium intermedium (1926) und die Atmungsformen während der Narkose (1931/32) mitgetragen.

Die Arbeiten v. d. Portens stellen aber auch einen Beitrag zur Geschichte des Facharztes für Narkose dar. Wie viele seiner Kollegen war v. d. Porten ohne Ausbildung und fachliche Qualifikation mit der Tätigkeit als Narkotiseur beauftragt worden. Im Gegensatz zu den anderen Medizinalpraktikern und jungen Assistenten, die damals üblicherweise damit betraut wurden, scheint ihm die Bedeutung dieser Aufgabe aufgegangen zu sein. Nach eingehender Beschäftigung mit sedierenden und hypnotischen Pharmaka, auch mit der Schmerztherapie durch physikalische Methoden (d'Arsonvalisation) und seiner Tätigkeit als Anästhesiearzt in Privatpraxis, formulierte er seit 1922 seine Forderungen zunächst nach einer Ausbildung und Prüfung der Studenten in Anästhesie (1922), später nach dem Fachcharzt für Narkose (1925 b). Verstärkt wurde seine Motivation wesentlich durch die Kenntnis der englischen Anästhesieverhältnisse anläßlich seiner Englandreise 1923 (1930 a). Die anglo-amerikanischen Anästhesisten mit ihren Berufsverbänden, anerkannten Fachärzten und eigenen Zeitschriften ließen ihn hoffen, in Deutschland ähnliches durchsetzen zu können.

Ein Schritt auf diesem Wege war die Gründung von *Der Schmerz*, dessen Ziele und Aufgaben von ihm mit Gauß und Wieland (1928 a) projektiert wurden. Im Rahmen seiner Tätigkeit für den *Schmerz* und seinen berufspolitischen Vorstellungen sind auch seine Arbeiten zum Anästhesistenkongreß in Minneapolis (1928 b) und der Nachruf auf H. M. Cohen (1929/30 b) sowie seine Übersicht über die Entwicklung der Anästhesieausbildung in Deutschland (1930 a) zu sehen.

Entsprechend seinem Befund über die Anästhesieverhältnisse in Deutschland: „... as I had for a long time been sensible of a lamentable gap in the medical practice, though not in the science ..." (v. d. Porten 1930 a, S. 169) und anläßlich des von Gauß, Wieland und ihm registrierten „Wiedererwachens des allgemeinen Interesses für die Frage der Narkose und Anästhesie in Deutschland ..." (v. d. Porten 1928 a, S. 1), dienten die Arbeiten v. d. Portens weniger theoretischen Überlegungen zur Narkose und waren nicht von überragender wissenschaftlicher Bestimmung, sondern stellten Ausführungen vor allem zur Narkosepraxis dar. Dementsprechend geben seine Arbeiten die Verfahren und Möglichkeiten zu anästhesieren für den niedergelassenen Praktiker, wie er selber einer war, wieder (1925 b, 1929/30 a und 1930 b). Konsequenterweise erfolgte die Verleihung des Scroll of Recognition durch die International Anesthesia Research Society unter dem Vorsitz McMechans an Ernst v. d. Porten wegen der „klinischen Entwicklung der Anästhesie" (McMechan 1928 b, S. 170).

5.2 Die Referate

Die überwiegende Zahl der Referate v. d. Portens in *Der Schmerz* bzw. *Schmerz, Narkose und Anästhesie* befassen sich mit anglo-amerikanischen Artikeln aus den beiden zuerst erschienenen Anästhesiezeitschriften, den *Current Researches in Anesthesia und Analgesia* und dem *British Journal of Anaesthesia*. Nach der Auswahl führen die Arbeiten, in denen berufspolitische Forderungen, insbesondere nach der Facharztnarkose, erhoben werden. Mehrere Artikel befassen sich mit Untersuchungen zur Chloroformnarkose entsprechend seinen Bemühungen auf diesem Gebiet. In den Referaten geht er des weiteren auf die von den Autoren verwandten Prämedikationsvorschläge und pathophysiologischen Untersuchungen näher ein. Die Anzahl der Referate zur Lokalanästhesie, in der damals in Deutschland nahezu die Hälfte aller Operationen durchgeführt wurde, ist relativ gering. Wie aus seinen Originalarbeiten ersichtlich, sieht er die Lokalanästhesie wohl vorwiegend als Betätigungsfeld der Chirurgen an.

Bis auf seine zwei letzten Referate sind alle anderen entweder im Erscheinungsjahr von *Der Schmerz* oder im ersten Jahr nach der Vereinigung mit *Narkose und Anästhesie* zu *Schmerz, Narkose und Anästhesie* erschienen. Ursache dürfte das Übergewicht der Freiburger Gruppe um Killian auf die Gestaltung und Leitung der neuen Narkosezeitschrift gewesen sein, durch die das Engagement v. d. Portens reduziert wurde.

5.3 Referate und Zitierungen von Arbeiten Ernst v. d. Portens

Eine Aussage über die Wertigkeit einer Originalarbeit zum Zeitpunkt des Erscheinens zu treffen, kann durch die Beurteilung ihres Interesses in den Fachpublikationen, durch die Referate über sie und den Eingang als Zitierung in die Arbeit anderer Autoren erleichtert werden. In den folgenden Abschnitten sollen die Erwähnungen der Arbeiten v. d. Portens in den damals gängigen Fachblättern aufgeführt und kurz kommentiert werden.

5.3.1 Referate über die Arbeiten v. d. Portens

Bereits die erste uns bekannte Arbeit v. d. Portens, die noch aus seiner chirurgischen Medizinalassistentenzeit stammt (1909), wird referiert. Der Referent aus Würzburg, H. Flörcken, gibt eine kurze Inhaltsangabe des chirurgischen Teils der Arbeit und schließt sich seinen Schlußfolgerungen an [vgl. MMW 37 (1909), S. 1906]. 1918 erscheint ein Referat von L. Jacob über die im gleichen Jahr in der Zeitschrift für physikalische und diätetische Therapie veröffentlichte Arbeit [vgl. MMW 51 (1918) S. 1445] über die d'Arsonvalisation. Über diese urteilte Mann (1925, S. 547): „Im Gegensatz dazu (Frankreich, Anmerkung d. Verf.) hat sich das Verfahren in Deutschland nur sehr wenig eingebürgert. Zwar erschienen alsbald auch von deutscher Seite einige Publikationen, die aber verhältnismäßig wenig Beachtung fanden." Ein Ausdruck dieser Beachtung der Ausführungen v. d. Portens zur d'Arsonvalisation dürfte das vorliegende Referat gewesen sein.

Über die Behandlung des Delirium tremens mit Veronal berichtete v. d. Porten mehrfach (1910, 1914 a und 1915). Der erste Bericht wurde damals in der Therapie der Gegenwart veröffentlicht, deren Herausgeber, Geheimer Medizinalrat G. Klemperer, jetzt ein ausführliches Referat über die letzte Publikation v. d. Portens zu diesem Thema abgibt [vgl. Therapie der Gegenwart 2 (1915), S. 75]. Er zeigt seine eigenen Erfahrungen in der Delirtherapie mit diversen Medikamenten (u. a. mit Heroin!) auf „und schließt sich der Empfehlung des Veronals bei Delirium tremens vollkommen an". Die Dosierungsempfehlungen, die er angibt, entsprechen denen v. d. Portens. Der gleiche Artikel wird auch noch in der Münchener Medizinischen Wochenschrift (3 [1915], S. 84) referiert, allerdings nur als kurze Inhaltsangabe ohne Wertung.

Die Arbeit v. d. Portens über eine Narkosemaske für Operationen in Bauchlage wird nur einmal kurz von E. Heim in der MMW [31 (1914), S. 1747] erwähnt. Vom gleichen Referenten (Zufall?) stammt auch die Erwähnung der Arbeit „Die Frage des Narkotikums" in der MMW [26 (1922), S. 979], die auch noch in der Klinischen Wochenschrift [38 (1922), S. 1912] interessanterweise unter dem eigenständigen Abschnitt „Narkose und Anästhesie" von Peiper besprochen wird.

Großes Interesse findet offensichtlich die Frage v. d. Portens: „Besteht ein Bedürfnis für ein neues halogenhaltiges Narkotikum?" (1925 a), mit der er die Ablehnung der Solästhinanästhesie begründete. Bruck [Medizinische Klinik 14 (1925), S. 517], Kingreen [Zentralblatt für Chirurgie 33 (1925), S. 1865] und Bergeat [MMW 10 (1925), S. 404] äußern sich dazu. Während Bruck aus den Äußerungen v. d. Portens schließt, man sollte ein halogenhaltiges Narkotikum solange nicht verwenden, bis klinisch nachgewiesen ist, daß es mindestens so ungefährlich für Herz-, Leber-, Pankreas- und Nierenparenchym ist wie der Äther, gehen Kingreen und Bergeat in der Interpretation v. d. Portens dahin, eine vollständige Ablehnung herauslesen zu können.

Das Interesse für die neu eingeführte Narcylennarkose dürfte der Anlaß für ein Referat über v. d. Portens Arbeit über diese Narkoseform (1925 b) gewesen sein. Insbesondere wird der vom Gaußschen Schema abweichende Prämedikationsvorschlag v. d. Portens ausführlich besprochen und nach pharmakologischen Gesichtspunkten erläutert [Medizinische Klinik 30 (1925)] S. 1134].

Das „Stadium intermedium" der Narkose, das er 1926 mit seinem Kennzeichen, dem „abortiven, asynchronen Cornealreflex" beschreibt, referiert ohne nähere Kommentare die Medizinische Klinik [31 ((1926), S. 1200] und die Münchener Medizinische Wochenschrift [32 (1926), S. 1333].

Über die Publikation „Das Narkoseproblem in der Praxis" (1930 b), die in der Medizinischen Welt veröffentlicht worden war, urteilt Lorenz: „Die Arbeit lohnt zum Nachlesen, deshalb wurde ein ausführlicheres Referat vermieden" [4 (1931/32), S. 40]. Die Frage drängt sich hier auf, warum die Veröffentlichung seiner Originalarbeit in einem Konkurrenzblatt seiner eigenen Zeitschrift erfolgte, die doch sämtliche Arbeiten, die sich mit Narkose befassen, kanalisieren sollte. Eventuell zeigten sich hier Gegensätze in dem Herausgebergremium, die bereits zur Verdrängung v. d. Portens aus der Schriftleitung nach der Vereinigung mit *Narkose und Anästhesie* führten.

Das vorletzte Referat über eine Arbeit v. d. Portens wird in dem *British Journal of Anaesthesia* [2 (1930), S. 92–93] veröffentlicht. Seine ablehnende Einstellung zu Führners „Versuchen zur Entgiftung des Chloroforms" (1929) wird auch von den meisten englischen Anästhesisten geteilt: „Porten's opinion is in consonance with that most widely held among British anaesthesists, ...".

5.3.2 Zitierungen von Arbeiten v. d. Portens

In einem Sammelbericht Lindemanns (1932/34, S. 123) über die „Anästhesie im Trigeminusgebiet" erfaßt der Autor die einschlägigen Narkosearbeiten des 2. Halbjahres 1931. Für erwähnenswert hält der Autor, zu der Zeit Kiefer- und Gesichtschirurg an der Westdeutschen Kieferklinik in Düsseldorf, die Ablehnung der Lachgasnarkose, des Pernoktons und Avertins unter Bevorzugung der Ätherinhalationsnarkose durch v. d. Porten in seiner Übersichtsarbeit zum „Narkoseproblem in der Praxis" (1930 b).

1939 zitiert Wilde in seiner Übersichtsarbeit über den Stand der Gasnarkose die Prämedikationsempfehlung v. d. Portens mit Morphin und Atropin unter Meidung des Scopolamins, die er in seiner Narcylenarbeit (1925 b) propagierte (Wilde 1939, S. 27). In dieser Arbeit, die einen aktuellen Gesamtüberblick im Jahr 1939 gibt, wird v. d. Portens Prämedikationsvorschlag von 1925 zu den erwähnenswerten Quellen auf diesem Gebiet gerechnet.

Die wissenschaftliche Signifikanz der Arbeit v. d. Portens zeigt sich besonders in seiner Veröffentlichung über die Äthernarkose bei Kindern (1929/30 a). Erstmals für erwähnenswert wird sie in dem Publikationsverzeichnis der International Anesthesia Research Society von 1930 gehalten [McMechan, The Current Index of Anesthesia and Analgesia, Current Researches in Anesthesia and Analgesia (1930), S. 2]. Neben der internationalen Anerkennung der Arbeit findet sie auch Eingang in das damalige Standardwerk der Kinderheilkunde v. Pfaundler und Schloßmann (1931, S. 261). Die Autoren des Lehrbuchs teilen die Meinung v. d. Portens, daß der Verzicht auf Äthernarkosen bei Kindern ein Rückschritt wäre, gleichzeitig wird aber der Artikel v. d. Portens als Beleg aufgeführt, daß man bei Kindern mit Äthernarkosen sehr viel leichter eine Überdosierung erwarten kann. Die Zitierung des Artikels in einem anerkannten Lehrbuch zeigt, daß er als wissenschaftlich qualifiziert erschien, um als Quelle genannt zu werden. Diese Arbeit wird auch noch nach diesem Lehrbuch in einem 1940 erschienenen Artikel von H. W. Voigt über „Die Narkose im Säuglings- und Kindesalter" zitiert (Voigt 1940, S. 74). In ihm wird die ursprünglich lediglich differenzierte Einstellung v. d. Portens zur Äthernarkose bei Kindern in eine Ablehnung uminterpretiert.

6 Zusammenfassung

Die Ausgangsbasis für eine Biographie Ernst v. d. Portens war recht dürftig. Eigentlich war nur das Impressum der Erstausgabe von *Der Schmerz*, in dem ein „E. v. d. Porten – Hamburg", neben C. J. Gauß – Würzburg und Herm. Wieland – Heidelberg, als Mitherausgeber aufgeführt wurde, der Startpunkt für Nachforschungen nach seiner Person und seinem Werk. Diese waren von der Frage geleitet, wer die Persönlichkeit war, die neben so prominenten Zeitgenossen wie Gauß und Wieland die erste deutsche Narkosezeitschrift mitherausgab und in Anästhesistenkreisen heute unbekannt ist. Die Recherchen enthüllten ein Schicksal, das nicht nur die zum Teil dramatischen und entsetzlichen Kapitel der jüngeren deutschen Geschichte widerspiegelt, sondern auch für einen wichtigen Abschnitt in der Entwicklung der Anästhesie in Deutschland steht.

Ernst v. d. Porten, der aus einer angesehenen Hamburger Familie stammte, die ihre jüdische Abstammung durch Assimilation an ihre Umgebung überwunden glaubte, wurde bereits frühzeitig durch sein Elternhaus für den Arztberuf geprägt. Unter dem Einfluß von Sudeck, der sich als Chirurg intensiv mit anästhesiologischen Fragestellungen beschäftigte, wurde sein Interesse noch als junger Medizinalassistent auf die Narkose gelenkt. Seine Tätigkeit als praktischer Arzt ließ ihn dabei weniger an theoretischen Fragestellungen der Narkose arbeiten, sondern richtete sein Augenmerk vor allem auf die klinische Entwicklung der Anästhesie.

Sein Sinn für den größtenteils unbefriedigenden Zustand der praktischen Anästhesie in Deutschland wurde noch durch die Kenntnis der anglo-amerikanischen Verhältnisse in Narkose und Anästhesie, die er auf seiner Englandreise 1923 und dem I. Internationalen Narkosekongreß in Nottingham zu sehen und zu hören bekam, geschärft. Gleichzeitig kam es in den zwanziger Jahren zu einem Aufschwung der pharmazeutischen Industrie, der zahlreiche neue Anästhetika zu verdanken waren. Die Diskrepanz zwischen den neuen differenzierteren Anästhesiemöglichkeiten und dem Fehlen von Ärzten, die in der praktischen Anwendung dieser Methoden geübt waren, ließen ihn frühzeitig gegen mannigfachen Widerstand die Forderung nach dem Facharzt für Narkose erheben. Ein Verdienst v. d. Portens dürfte sicher darin bestehen, in Vorträgen, Referaten und Publikationen dessen Einführung propagiert zu haben.

Seine Beteiligung an der Wiedereinbindung der anästhesiologisch interessierten Ärzte in Deutschland in das Geflecht internationaler Beziehungen nach dem Ersten Weltkrieg ist ebenfalls erwähnenswert. Durch enge, teils auch persönliche Kontakte wie z. B. zu McMechan und Cohen trug er sicher wesentlich dazu bei, daß Deutschland den Anschluß an die fortschrittlichen Anästhesisten in den anglo-amerikanischen Ländern wieder bekam.

Alle diese Bemühungen wurden schließlich durch die Gründung der ersten deutschen Narkosezeitschrift *Der Schmerz* gekrönt. Diese Zeitschrift wurde zu einer Plattform für den weiteren Ausbau der Anästhesie in Deutschland. Nach der Vereinigung von *Der Schmerz* mit der Konkurrenz von *Narkose und Anästhesie* wurde v. d. Portens Engagement geringer, andere nahmen seinen Platz ein. Dennoch blieb er weiterhin anästhesiologisch tätig.

Der Bruch in seiner Bibliographie und Biographie wird durch die Ereignisse der dreißiger Jahre markiert. Ein zunehmend haßerfüllter Antisemitismus begann v. d. Porten und seine Familie zu bedrohen, der seine jüdische Abstammung, wie schon sein Vater, weitgehend überwunden zu haben glaubte. Nach der Machtergreifung der Nationalsozialisten wurde aus der zuvor nur inoffiziellen Benachteiligung offene Unterdrückung. Nicht nur dem anästhesiologischen Lebenswerk v. d. Portens wurde der Boden entzogen, auch er selber und seine Familie wurden schließlich durch die antisemitischen Maßnahmen existentiell vernichtet. Der Selbstmord v. d. Portens im französischen Exil stellt den traurigen Schlußpunkt seines Lebens dar, das ihn noch ein Jahrzehnt zuvor zu den Wegbereitern einer modernen Anästhesie in Deutschland werden ließ.

Sinn dieser Arbeit war es daher, den Verdienst Ernst v. d. Portens an der Entwicklung der Anästhesie in Deutschland zu würdigen und sein Schicksal als mahnendes Beispiel aufzuzeigen.

7 Schlußwort

Diese Arbeit entstand durch Anregung von Herrn Professor Dr. K. H. Weis vom Institut für Anästhesiologie und Intensivmedizin der Universität Würzburg. Wertvolle Anregungen und Hilfestellungen bei der Ausarbeitung gab Professor Dr. Dr. G. Keil vom Institut für Geschichte der Medizin in Würzburg.

Außerdem danke ich der Drägerwerk AG in Lübeck für die Hilfe bei der Drucklegung meiner Arbeit.

Literaturverzeichnis

1. Die Schriften v. d. Portens

1908	Erfolge der Credêschen Prophylaxe an der Heidelberger Frauenklinik. Med. Dissertation, Universität Heidelberg 1908
1909	Ein Fall von Atresia oesophagi congenita mit Ösophagus-Trachealfistel. Zentralbl. Chir 6: 578–579
1910	Die Behandlung des Delirium tremens mit Veronal. Ther Ggw 6: 270–271
1914a	Zur Behandlung des Delirium tremens mit Veronal MMW 21: 1179
1914b	Narkosemaske für Operationen in Bauchlage. Zentralbl Chir 29: 1214–1215
1915	Zur Behandlung des Delirium tremens mit Veronal. Dtsch Med Wochenschr 2: 34–35
1918	Die Anwendung der d'Arsonvalisation bei Spondylitis deformans. Z diätetische und physikalische Theraphie 10: 403–406
1922	Die Frage des Narkotikums. Zentralbl Chir 23: 830–833
1925a	Besteht ein Bedürfnis für ein neues halogenhaltiges Narkotikum? Dtsch Med Wochensch 6: 234–235
1925b	Narcylen in der Privatpraxis. MMW 25: 1027–1028
1926	Über ein „Stadium intermedium" der Narkose. Zentralbl Chir 27: 1682–1684
1928a	Zur Einführung. Der Schmerz 1: 1–4
1928b	Zum Anästhesisten-Kongreß in Minneapolis. Der Schmerz 1: 263–264
1929	Versuche zur Entgiftung des Chloroforms. Dtsch Med Wochenschr 55: 1645
1929/1930a	Über Äthernarkosen bei Kindern. Schmerz Narkose Anasth 2: 167–169
1929/1930b	Hyman Maurice Cohen. Schmerz Narkose Anasth 2: 443
1930a	Anaesthesia and the medical student in Germany. Br J Anaesth 4: 169–173
1930b	Das Narkoseproblem in der Praxis. Med Welt 52: 1855–1859
1931/32	Über Atmung während der Narkose. Schmerz Narkose Anasth 4: 172–175

2. Übriges Schrifttum

Ärztlicher Verein Hamburg (1923 a) Sitzung vom 27. 2. 1923. Klin Wochenschr 19: 903
Ärztlicher Verein Hamburg (1923 b) Sitzung vom 26. 11. 1923. Dtsch Med Wochenschr 17: 565
Ärztlicher Verein Hamburg (1925 a) Sitzung vom 30. 12. 1924. Dtsch Med Wochenschr 13: 546
Ärztlicher Verein Hamburg (1925 b) Sitzung vom 30. 12. 1924. Klin Wochenschr 9: 426
Behrens B (1929) Hermann Wieland. Der Schmerz 3: 83–85
Bier A (1899) Versuche über Cocainisierung des Rückenmarks. Dtsch Chir 51: 361–369
Bogendörfer L (1924) Über lösliche Schlafmittel der Barbitursäurereihe (Dial löslich). Schweiz Med Wochenschr 54: 437–438

Britisch Medical Association Meeting, Nottingham (1926). Br J Anaesth 1: 18–41
Butzengeiger OB (1927) Klinische Erfahrungen mit Avertin (E 107). Dtsch Med Wochenschr 53: 712–713
Deneke T (1885) Über einen neuen Choleraerreger. Dtsch Med Wochenschr S. 33
Eckhardt J von (1910) Lebenserinnerungen. Öhlein Verlagsges., Leipzig
Embley EH (1896) The question of safety in SYME'S teaching in chloroform anaesthesia. Intercol Med J Aust 1: 660–664
Fischer J (1932) Biographisches Lexikon der hervorragenden Ärzte der letzten 50 Jahre. Urban & Schwarzenberg, Berlin Wien
Fischer E, Mering J von (1903) Über eine neue Classe von Schlafmitteln. Ther Ggw 5: 97–101
Führer H (1929 a) Versuche zur Entgiftung des Chloroforms. Dtsch Med Wochenschr 32: 1331–1332
Führer H (1929 b) Erwiderung. Dtsch Med Wochenschr 55: 1645
Ganser S (1907) Zur Behandlung des Delirium tremens. MMW 3: 121–122
Gauß CJ (1906) Die Anwendung des Scopolamin-Morphium-Dämmerschlafes in der Geburtshilfe. Med Klin 2: 136–138
Gauß CJ, Wieland H (1923) Ein neues Betäubungsverfahren. Klin Wochenschr 3: 113–117, 4: 158–163
Genz W (1928) Neuere Narkosebestrebungen mit besonderer Berücksichtigung der Gasnarkose. Narkose Anasth 1: 369–391
Giessemann W (1930) Erfahrungen mit Solästhin. Schmerz Narkose Anasth 3: 287–289
Gillespie N (1943) The signs of anaesthesia. Curr Res Anesth Analg 22: 275–282
Gürich G (1925) Ärztlicher Verein in Hamburg. MMW 25: 1054
Gurlt EJ (1897) Zur Narkotisierungs-Statistik. Arch Klin Chir 55: 473–519
Gwathmey JT (1913) Oil-ether-anesthesia. Lancet II: 1756–1758
Haupt J (1983) Der Dräger-Narkoseapparat historisch gesehen. Sonderdruck der Drägerwerk AG MT 105, Lübeck
Heimbach K (1983) Die Anästhesie in ihrer Darstellung der Zeitschrift „Schmerz, Narkose und Anästhesie" (Jg. 1/16, 1928/43). Med Dissertation, Universität München
Hurler K (1925) Beobachtungen bei 400 Narcylennarkosen. MMW 12: 468–470
Kaye G (1931) The state of anesthesia overseas. Curr Res Anesth Analg 1: 3–9
Keys TE (1968) Die Geschichte der chirurgischen Anästhesie. Springer, Berlin Heidelberg New York
Killian H (1929) Recent progress in anesthetics in Germany: With special consideration of avertin and pernokton anesthesia. Curr Res Anesth Analg 1: 24–28
Killian H (1954) Die Narkose. Thieme-Verlag, Stuttgart
Killian H (1964) 40 Jahre Narkoseforschung. Verlag der dt. Hochschullehrer, Tübingen
Kochmann M (1905) Zur Frage der Morphin-Scopolamin-Narkose. MMW 17: 810–811
Kronacher A (1923) Über kurzdauernde Narkosen mit Äther und Chloräthyl. Zentralbl Chir 24: 954–957
Kulenkampff D (1937) Die Bedeutung des Chloroforms für die Narkose. Schmerz Narkose Anasth 10: 77–83
Levy AG (1922) Chloroformanaesthesia, vol VII. John Bale Sons & Danielson, London
Lindemann A (1932/34) Die Anästhesie im Trigeminusgebiete. Schmerz Narkose Anasth 5/6: 122–129
Lippmann L (1964) Mein Leben und meine amtliche Tätigkeit. Aus dem Nachlaß herausgegeben von Werner Jochmann. Hans-Christians Verlag, Hamburg
Mann L (1925) Über die therapeutische Verwendung von Hochfrequenzströmen. Dtsch Med Wochenschr 14: 547–550
McMechan FH (1928 a) Greetings of American anesthetists to the New Journals of Anesthesia – Der Schmerz und Narkose und Anaesthesie. Curr Res Anesth Analg 4: 193
McMechan FH (1928 b) Amerikanisches Geleitwort. Der Schmerz 3: 169–170
McMechan FH (1928 c) Germany on the way to organized professional anesthesia. Curr Res Anesth Analg 4: 195–196
McMechan FH (1929 a) Anesthesia and the Hamburg Congress. Curr Res Anesth Analg 16–19
McMechan FH (1929 b) Invitation to Germany to join the ranks of international Anesthesia during the Hamburg Congress. Curr Res Anesth Analg 3: 196

Mensch G (1924) Erfahrungen mit dem Solästhinrausch. Dtsch Med Wochenschs 47: 1607–1608
Mering J von, Fischer E (1903) Veronal. Ther Ggw 5: 97–101
Pfaundler M von, Schlossmann A (1931) Handbuch der Kinderheilkunde, 4. Aufl. Vogel Verlag, Berlin
Porten E von der (1975) History of the German navy in world war II. Gallahad books N.Y., New York
Porten P von der (1918) Tuberculosis cutis serpiginosa universalis. Dermatol Wochenschr 47
Porten P von der (1925) Über eine neue Anordnung der Syphilisbehandlung Dermatol Wochenschr 50: 1811
Porten P von der (1932) Über Carvasept und Carvasept-Paste. Med Welt 30: 1065
Rieder W (1928) Gasnarkose. Chirurg 2: 83–84
Rominger E (1928) Zur Beurteilung der Brauchbarkeit narkotisierender Substanzen im Kindesalter. Der Schmerz 1: 272–288
Scharnke A (1914 a) Zur Behandlung des Delirium tremens. MMW 13: 717/718
Scharnke A (1914 b) Zur Behandlung des Delirium tremens. MMW 20: 1122/1123
Schleich CL (1892) Infiltrationsanästhesie (locale Anästhesie) und ihr Verhältnis zur allgemeinen Narcose. Verh Dtsch Ges Chir 21: 121–127
Schlimgen R, Müller FG, Kalff G (1981) Infusion, Transfusion, enterale und parenterale Ernährung. perimed Fachbuch-Verlagsgesellschaft mbH, Erlangen
Schmidt H (1929) Inhalation or injection narcosis? The development of the specialty of anesthesia in Germany. Curr Res Anesth Analg 1: 20–24
Schneider K (1914) Zur Behandlung des Delirium tremens. MMW 17: 930–931
Stiles JA, Neff WB, Rovenstine EA, Waters RM (1934) Cyclopropane as an anesthetic agent. Curr Res Anesth Analg 13: 56–60
Sudeck P (1902) Weitere Erfahrungen über das Operieren im Ätherrausch. Zentralbl Chir 353–356
Sudeck P (1909) Die Stellung des Ätherrausches unter den Methoden der Anästhesierung. Arch Klin Chir 2: 289–297
Trendelenburg P (1928) Diskussionsbemerkung auf der Naturforscher- und Ärzteversammlung 1928. Dtsch Med Wochenschr 44: 1867
Voigt HW (1940) Die Narkose im Säuglings- und Kindesalter. Schmerz Narkose Anasth 3: 73–85
Wawersik J (1982) Die Geschichte des Narkoseapparates in Grundzügen. Anästhesist 31: 541–548
Weese H (1933) Pharmakologie des intravenösen Kurznarkotikums Evipan-Natrium. Dtsch Med Wochenschr 1: 47–48
Wilde B (1939) Der heutige Stand der Gasnarkose. Schmerz Narkose Anasth 1: 16–39

Namenregister

Alexander,
    Friederike Frieda 20
Allis 4
Amsterdam 20
Apostoli 43
Arolsen 11
Astley, G. M. 74
Avon Lake 25, 60

Bad Kissingen 33, 63
Bayliss, William Maddock 73
Behrens, Behrend 25, 26, 27, 30, 31, 56
Belgien 33
Bergeat 82
Berlin 11, 14, 30, 35, 58, 71
Bernhard 41
Bernstein 41
Bier, August 5, 62
Billingsley 42
Billroth, Theodor B. 5, 36
Bogan, I. K. 72
Bogendörfer, Ludwig 6
Bonn 57
Bourne, Wesley 25, 47, 69, 72
Boyle 60
Brown, Denis 39
Bruck 82
Bumm, R. 6, 65, 69
Butzengeiger, Otto 6, 65

Calmann 45, 78
Carter, J. B. 6, 49
Casper 42, 47
Cassegrain, O. Ch. 71
Chapel Hill 11, 17
Chicago 49
Coburne 72
Cohen, Hyman Maurice 1, 4, 6, 25, 26, 27, 32,
    56, 60, 61, 69, 80, 84
Corning 72
Long, Crawford W. 1
Credé, Karl 34, 35

Deneke, Theodor 19, 21, 37
Deutschland 1, 4, 5, 6, 7, 8, 17, 21, 24, 25, 29,
    30, 43, 47, 54, 55, 61, 63, 65, 73, 75, 76, 78,
    80, 81, 84
Döderlein, A. D. 49
Dogliotti, A. M. 72
Dräger, Bernhard 5
Dräger, Heinrich 5
Dresden 38
Dresser, H. 5
Dreyfuss 8
Driscoll, W. P. 73
Düsseldorf 26, 27, 82

Eckhardt, Julius von 7
Eden 36
Edinburgh 39, 44
Eichholtz 65
Einhorn, Alfred 5, 71
Embley, Edward Henry 5, 44
England 6, 20, 24, 25, 26, 32, 46, 55, 57, 60, 62,
    77, 84
Erlangen 11
Esmarch, Johann F. A. von 39
Evans, J. H. 75
Ewing, M. Q. 71

Finsterer, Hans F. 1
Fischer, Emil 5, 37
Fischer, Isidor 4, 7, 34
Flörcken, H. 81
Forbes 41
Foregger 75
Forrester 73
Founeau 74
Franken, H. 26, 27, 30, 31, 32
Frankreich 8, 43, 81
Freiburg im Breisgau 11, 19, 24, 26, 27, 29, 36,
    45, 49, 57, 59
Frerichs 14
Frommel, E. 67, 68
Fühner, Hermann 57, 67
Fürstentum Liechtenstein 11, 20

Ganser, Sigbert 38
Gauß, Carl J. 4, 5, 6, 10, 24, 25, 26, 27, 30, 31, 49, 50, 52, 54, 55, 56, 57, 62, 63, 64, 67, 69, 73, 78, 80, 84
Genz 42, 50, 64, 65
Gerson, Hans 18
Gießemann, H. 47
Gilette, N. 71
Gillespie, Noel 52
Göttingen 37
Goldmann, Franz 18
Goldschmidt, Adele s. Adele von der Porten
Goldschmidt, Victor 16, 34
Grabs 20
Greifswald 5
Grube 45, 78
Guedel, Arthur E. G. 52, 53, 66
Gürich, Georg 17
Gurlt, Ernst Julius 5, 44
Gwathmey, James T. 5, 70

Haeckel, Ernst 7, 15
Haggard, W. H. 72
Hamburg 4, 7, 8, 10, 11, 14, 16, 17, 18, 19, 21, 24, 26, 27, 29, 30, 31, 32, 33, 34, 39, 40, 45, 46, 49, 52, 53, 55, 56, 58, 60, 62, 63, 64, 76, 77, 78
Hamburg-Eppendorf 6, 26, 29, 32, 65
Harding, L. W. 74
Hargrave, R. 75
Harley, G. 46
Hasselbach, E. 47
Haupt, Josef 5, 6, 21, 24, 40, 41, 45, 64
Heidelberg 4, 10, 14, 16, 19, 20, 25, 27, 34, 35, 45, 49, 65, 84
Heim, E. 81
Heimbach, K. 54, 56, 60, 68
Hellwig 47
Helmholtz 14
Henderson, V. E. 72
Herb, Isabella 6
Heynemann 77
Hill 42
Hinkle, J. G. E. 73
Hoeflich, C. W. 75
Holland 65
Hooper, C. 70
Hornabrook, R. W. 70
Hosemann 6, 47, 56
Hume, W. J. 70
Hurler, K. 49

Ingelheim 49

Jackson, Dennis E. 75
Jacob, L. 81

Jena 15
Jochmann, Werner 8

Kabitzsch, Wilhelm Kurt 25
Kalthoff, A. 15
Kanada 57, 76
Karlsruhe 34
Kaye, Geoffrey 26, 27, 32, 33, 45, 55, 68
Kermauner 35
Keys, Thomas E. 5, 50, 52, 53, 54, 66, 68, 70, 72, 74, 75
Killian, Gustav 39
Killian, Hans 4, 5, 6, 26, 27, 29, 30, 31, 32, 36, 37, 41, 42, 44, 45, 46, 47, 48, 50, 52, 56, 59, 61, 69, 72, 73, 75, 80
Klemperer, G. 43, 81
Koch, Robert 35
Kocher 39
Kochmann, Martin 49, 50
Köln 11, 38
Königsberg 25
Korff 5, 49
Krönig 49, 62
Kronacher, A. 48
Kümmell, Hermann 58, 77
Kuhn, Franz 5, 50
Kulenkampff, Dietrich 1, 5, 46, 47

Labat, Gaston 68
Lakin, H. A. 74
Lamar, Likes of 68
Langenbeck 47
Lannig, E. 68
Leake 72
Leiden 65
Leipzig 26, 47
Levy, A. G. 45
Lexer, Erich L. 36
Lindemann, August 66, 82
Lippmann, Artur 18
Lippmann, Josephine s. Porten, von der Josephine
Lippmann, Leo 7, 8, 10, 14, 15, 16, 17, 18, 20, 21, 33, 34, 35
London 7
Long, Crawford W. 1
Lorenz 82
Lotheissen 5, 46
Luckhardt A. B. 1, 6, 49, 63
Ludwigsburg 11
Lübeck 5, 52, 65

Mainz 16
Manchester 25, 60
Mann, Ludwig 43, 44, 81
Marca, D. 71
Mason, R. R. 72

McKesson, E. J. 25
McMechan, Frank H. 1, 4, 6, 25, 26, 27, 29, 30, 31, 56, 57, 60, 63, 69, 80, 83, 84
Meiß, W. 65
Meltzer, S. J. 70
Menge, Carl 35
Mensch 47, 48, 59
Mering, Josef von 5, 37
Meyer, H. H. 50
Miller, Albert H. 41, 66
Minneapolis 29, 30, 46, 52, 56, 63, 80
Müller, W. 47
München 5, 19, 49

Neff, N. B. 6
Neu, E. 65
New York 10, 11, 17, 60
Nothcutt, E. W. 72
Nothnagel 42, 47
Nottingham 25, 47, 54, 56, 57, 60, 66, 69, 70, 74
Nürnberg 9
Nunnely, Thomas 5

Odom, Charles B. 72
Oehlecker 64
Olshausen 24
Opderbecke, H. W. 11
Opitz 24
Ostwald, Wilhelm 15
Ottenstein, Gerda 10, 11, 17, 20, 21, 24, 33,
Overton, E. 41, 50
Oxford 11, 17

Pages, Fidel 72
Peck, C. H. 70
Peiper
Pfaundler, Meinhard von 48, 59, 60, 83
Plomley 52
Poe, J. G. 73
Porten, Adele von der 14, 16
Porten, Edward von der 17
Porten, Gerda von der s. Ottenstein, Gerda
Porten, Gerhard von der 10, 11, 18
Porten, Hanna Irene von der 20
Porten, Josephine von der 14, 17, 18
Porten, Kenneth P. von der 11, 17
Porten, Marianne von der 20, 33
Porten, Maximilian von der 14, 15, 17, 18, 34, 35, 76
Porten, Paul Maximilian von der 10, 17, 18, 20, 76
Porten, Richard von der 17, 18, 20
Porten, Sally von der 14, 18
Porten, Walter von der 17, 18
Porten-Sandage, Irma von der 10, 11, 17
Providence 66

Ramson 42
Ranson 41
Rehn, Ludwig R. 30, 48, 62
Reinicke 64
Rejnault 47
Rieder, Wilhelm 58
Rimarski, W. 64, 69, 73
Ringel 20, 21, 77
Ritter 64, 69, 73
Roch, M. 67
Rodegra, Heinz 11
Romberger, F. T. 75
Rominger, Erich 59
Rosthorn, Edler von 19, 35
Roth, Otto 5
Rovenstine, E. A. 6
Rudolphi, Walter 18
Rußland 17

Sauerbruch, Ferdinand 71
Schaan 11, 20
Scharnke, August 38, 39
Scharpff, W. 6
Schiff, Gabriele D. 11
Schimmelbusch, Curt 39
Schleich, Carl Ludwig 5, 21, 36, 45, 46, 66, 74, 79
Schlimgen, R. 73
Schloßmann, Arthur 26, 48, 59, 60, 83
Schmieden, V. 62
Schmidt, Helmut 6, 21, 26, 27, 29, 30, 31, 32, 46, 49, 52, 56, 63, 65, 79
Schmidt, Leonhardt 40
Schneider, Erich 69
Schneider, Kurt 38, 39
Schneiderlin 5, 49
Schwarz, W. 11
Schweiz 20
Scott 41
Simpson, James Young 39, 44
Sise, L. F. 72
Snow, John 5, 52
Sonntag 47
Sperry 42, 47
Stehle 72
Stiles, J. A. 6
Straßburg 38
Straub
Straub, W. 24, 65
Strauß, Herbert 10, 11
Südfrankreich 33
Sudeck, Paul 6, 19, 21, 26, 29, 32, 33, 36, 37, 39, 40, 42, 45, 46, 48, 49, 52, 62, 65, 74, 76, 77, 79, 84
Sword 75

Temple 11, 17
Tesla, Nicola 43
Thalhimer, William 69
Thomsen, G. A. 18
Traube, Ludwig 14
Trendelenburg, F. 50
Trendelenburg, Paul 30, 49, 58

USA 6, 10, 11, 17, 26, 27, 29, 30, 49, 55, 57, 61, 65

Virchow, Rudolf V. 14
Voigt, H. W. 48, 83

Warburg, Max 17
Waters, Ralph M. 6, 52, 75
Wawersik, Jürgen 6, 21, 39, 40, 52, 74

Webster, W. 72, 76
Weese, Helmut 6
Wells, Horace 1
Whipple 42, 47
Wieland, Hermann 4, 6, 10, 24, 25, 26, 27, 30, 31, 49, 50, 52, 54, 55, 56, 57, 63, 64, 67, 73, 78, 80, 84
Wienecke 69
Wilde, B. 50, 83
Wilson, Ruffin Abbott 68
Würzburg 4, 6, 10, 24, 25, 27, 49, 57, 81, 84

Yankauer 39
Yates 73

Zaaijer 1, 65
Zürich 20

Sachregister

Abstammung 14
–, jüdische 18, 84, 85
Abteilungen
–, für Narkose 31, 61
A.C.E.-Gemische, s. auch Billroth- u. Schleichsche Siedegemische 36, 46
Acetylen s. auch Narcylen 6, 24, 29, 33, 49 f, 57, 60, 63 f, 70
–, Explosionsgefahr 30
Acidose 69, 73
Ärztekammer Hamburg 10, 33
Ärztematrikel 19
Ärztlicher Verein Hamburg 17, 20 f, 33 f, 45, 52 f, 58, 61, 76 f
Äther 1, 21, 30 f, 45, 48, 57, 59 f, 60 ff, 71, 73, 82
–, EKG-Veränderungen 68
–, Geschichte der Entwicklung 60
–, „geschlossene Methode" 39
–, bei Kindernarkosen 48, 58 ff
–, Kontraindikation 64
–, Narkosebreite 59
–, Nebenwirkungen 72
–, Rauschanalgesie 37, 40, 45, 48, 74, 76
–, Renaissance 44
–, Tropfnarkose 49, 65
–, Vergleich mit Chloroform 44
Äthylen 6, 49, 72 f
Äthylenchlorid s. Solästhin
Allgemeinanästhesie s. Anästhesie
Allgemeinarzt s. auch Praktischer Arzt 19 f, 39, 66
Allgemeines Krankenhaus Lübeck 5
Allgemeines Krankenhaus St. Georg 11, 14, 19 f, 23 f, 35, 37, 39, 41 ff, 64, 78
Alkalireserve 72
Alkalose 69
Alkoform 73
Alkohol 58
Ambulante Operationen 5
American Journal of the Medical Sciences 41
American Society of Anesthetists
s. auch Society of Anesthetists 7, 46

Anästhesie s. auch Narkose
–, Allgemein 1
–, Anerkennung 55, 61
–, Aufwertung in Deutschland 1, 56
–, Ausbildung in 24, 62 f, 80
–, –, in der Ärztlichen Hauptprüfung 46
–, –, Hochschulfach 32
–, –, Lehrpläne 46
–, –, Prüfungsordnung 46
–, –, Prüfung 4, 63, 80
–, –, Vorlesung 62 f
–, und Chirurgie 46
–, Deutsche Gesellschaft für 1, 7
–, –, Vorläufer 29 f
–, Entwicklung in Deutschland 6, 27
–, Fortschritte 1
–, Geschichte in Deutschland 55
–, Höhepunkte 4
–, Konkurrenz der Schulen 26
–, Methoden 4
–, –, intracutane Infiltration 5
–, –, bei hyperthyreoter Struma 70
–, –, bei Lungenoperationen 71
–, –, bei Tbc 68
–, örtliche 1
–, Spezialisierung s. auch Narkosespezialismus 27, 29, 30, 57
–, Verhältnisse
–, –, angloamerikanische 61, 85
–, –, deutsche 61, 80
–, –, deutsch-amerikanische 30
–, –, englische 21, 25, 61 f, 77
–, –, europäische 55
–, –, in den zwanziger Jahren 36
–, Verselbständigung 1, 24
–, Wiedererwachen in Deutschland 54
–, Zeitschriften 61
Anästhesiologie s. Anästhesie
Anästhesist s. auch Narkosearzt 20, 25, 27, 30, 44, 69
–, Aufgaben 6
–, Berufsethos 44
–, Größe der angloamerikanischen 27

Sachregister

Anästhetika
–, Nebenwirkungen 42
Analgesie
–, geburtshilfliche 49
Anerkennung 56
‚Anesthesiology' 12
Antikatalysatoren 58
Antisemitismus 8,9
Approbation 19, 34, 37
–, Entzug 9, 33
Archives maladies du cœur 68
Argentum acctiuum 35
Argentum uitricuum 35
Arier 33
Armee 20
d'Arsonvalisation 43 f, 56, 80, 81
Arztregister 9
Asphyxie s. auch Narkosestadien 53
Assimilation 7 f, 20, 84
Assistenzarzt 19
Asynchronie 53
Atemstillstand 53, 59
Atmung, während Narkose 54, 77, 79
Atresia oesophagi congenita 35
Atropin 24 f, 42, 49, 54, 59, 64, 66 f, 71
‚Aufbau' 10, 11
Augenheilkunde 34
Avertin 6, 29, 57, 62 ff, 66, 83

Bakteriologie 21, 35, 37
„balanced anaesthesia" s. auch Kombinationsnarkose 31, 54
Ballontubus 52
Barbital s. Veronal
Barbiturate 21, 37, 38, 65
Barmbecker Krankenhaus 64
Basisnarkose 63, 65
Beckscher Apparat 73
Bekenntnis, religiöses 35
Belegarzt 20
Berlin
–, Document Center 11
–, Hygieneinstitut 35
–, Universität 14, 35
Berufsnarkotiseur s. auch Anästhesist 55
Berufspolitik 24
Berufsverband 1, 11, 57
Bestallung s. Approbation
Betäubung s. auch Anästhesie 1
–, örtliche s. auch Lokalanästhesie 1
Beziehungen, internationale 27, 31 f, 58, 60 ff, 69
Bibliographie 34
Billroth-Gemisch s. auch A.C.E.- u. Schleichsche Siedegemische 5, 36
Bindehaut 35
Biographisches Lexikon 4

Blutbild 69
Blutdruckmessung 21, 37, 70, 77
Blutspezialist 17
Boehringer und Sohn 49
‚British Journal' 4, 6, 12, 25, 32, 55, 58, 60 f, 68 f, 75 f, 80, 82
Bromsalze 37
Bronchitis 63
Bronchopneumonie 64
Bürgertum, nationalliberales 8
Bundesvereinigung, kassenärztliche 11

Carvasept 17
Chauvinismus 8
Chirurgie u. Anästhesie 27, 30
Chirurgie, Vervollkommnung der 1
Chloräthyl 5, 21, 45 ff, 63 ff, 76
Chloralhydrat 37 f, 42
Chloroform 4 f, 21, 31, 36 f, 39, 42, 44 f, 47, 50, 57 ff, 62 ff, 67 f, 71 ff, 74, 77, 80, 82
Chloroform-Äther-Narkose 21
Chloroformkomitee 46
Cornealreflex 21, 52 ff, 64 ff, 76 f, 82
Current Index of Anesthesia and Analgesia 60
‚Current Researches in Anesthesia and Analgesia' 4, 6, 12, 25 ff, 30 f, 45, 56, 68 ff, 80
Cyclopropan 6

Dämmerschlaf 5, 49, 62
Dampfduschen 44
Datenbanken 13
Dauerbäder 37 f
Delirium tremens
–, Therapie 21, 37 f, 41 f, 56, 79, 81
‚Der Anästhesist' 32
‚Der Schmerz' 1, 4 ff, 10, 12, 24 ff, 29 f, 34, 49, 54, 56, 60, 64, 69, 80 f, 85
Dial 6
Diabetes mellitus 64
Diäthylbarbitursäure s. Dial
Diathermie 44
Dichlormethan s. Solästhin
Digitalis 37 f
‚Die medizinische Klinik' 12
‚Die medizinische Welt' 12
‚Die Therapie der Gegenwart' 12
Dissertation 19, 34
Doktorvater 35
Dräger 6, 45, 52, 64
Dresden, Städtische Heil- u. Pflegeanstalt 38
Dreyfus-Affäre 8

Editorial 61
Elektrokardiographie 69
Elektrostimulation 42
Elektrotherapie 43
Emigrantenzeitung s. auch ‚Aufbau' 10

Emigration 17, 33
Englandreise 25
Entwicklungen, medizinhistorische 7
Epiduralanästhesie 72
Erregungszustände 38
Evipan 6
Excitationsstadium s. auch Narkosestadien 53
Exil 85
Explosionsgefahr s. auch Narcylen 6, 29, 59, 63 f, 73
Exspirationsventil 39

Facharzt
–, für Anästhesie 1, 4, 6, 25, 55 f, 62, 70, 72, 74 ff, 80
–, –, Geschichte des 80
–, –, Forderung nach 24
Fachzeitschriften 1, 10, 12
–, anästhesiologische 6
Fächer, Spezialisierung 27, 29, 30
Familiengeschichte 14
Famulatur 14
Forderungen, berufspolitische 66, 70
Fortbildung, ärztliche 33
Freiburg
–, Chirurgische Poliklinik 36
–, Frauenklinik 24, 27
–, Klinik 59
–, Pharmakologisches Institut der Universität 49, 57
–, Universität 19
Freiburger Schule 48, 81

Gasnarkose 24, 26, 30, 49, 56 ff, 77, 79, 83
–, Acetylen 52
–, bei Kindern 59
–, Lachgas 52
–, Theorie 50
Geburtshilfe 35
Gelehrtenschule des Johanneums 11, 14, 18
Geleitwort 56
Gesellschaft, für Anästhesie
  s. auch Berufsverband 61
Gipsmethode 45
Göttingen, Psychiatrische Klinik 37
Gonoblenorrhoea neonatorum 35
Gonorrhoe 35
Greifswalder Klinik 5
Großhirn 41, 50
Grubenrettungsgerät 52
Grußworte 30, 56
gum-glucose 73
Gynäkologie 35

Hämatoporphyrin 42
Haferkost 58
Hamburg
–, Bürgerschaftswahlen 33

–, Einwohner-Zentralamt 11, 20
–, Handelskammer 11
–, Medizinalamt 19
–, Senat 9
–, Staatsrat 14
–, Universität 19, 46, 62 f
–, wissenschaftliche Stiftung 11
Hamburg-Altona 14
Hamburg-Eppendorf, Chirurg. Universitätsklinik 65
Harnstoff 71
Harvard University 60
Hauptprüfung, Ärztliche 19, 35
Hedonal 5, 20
Heidelberg, Chirurgische Universitätsklinik 4, 45
–, Frauenklinik 19, 49, 65
–, Universität 14, 19, 34
Heilkunde, Ausübung der 19
Heirat 20
Herausgeber 54
–, Kollegium 24 f, 29 ff
–, verzeichnis 1
Herzfehler 64
Herz- u. Gefäßkrankheiten 37
Hirnstamm 41
Hochfrequenzströme s. auch d'Arsonvalisation 43
Hyoscin 42
Hypnoticum, Anforderungen 42

Immigration and Naturalisation Service 11
Impressum 25
Index Catalogue of the American General's Surgeon 8, 12
Index Medicus 12
Indolenz, ärztliche 32
Infiltrationsanästhesie s. auch Lokalanästesie 45
Inflationszeit 8
Inhalationsnarkose 21, 24, 29 ff, 36, 57, 63, 77
–, mit Chloroform 45
–, Problem der Absorption 29
–, Vorteile 62
Inhumanität 32
Injektionsnarkose 5, 29, 37 f, 57, 62, 77
Institut für Anästhesiologie der Universität Erlangen 11
International Anesthesia Research Society 6, 25, 27, 29, 56, 80, 83
Internationaler Suchdienst 11
Internierung 33
Intubationsnarkose 5, 24, 50, 74 f
–, mit Äther 50
–, mit Narcylen 50
Invasion 33
Israelitische Gemeinde 11, 20
Isolationszelle 37

Judentum, aufgeklärtes 35
–, Hamburger 7
Judenverfolgung s. auch Antisemitismus 4, 8, 18, 31, 33

Kaiserreich 7 f
Kaiserschnitt 74
Kalipatrone 73, 75
Kindernarkose 59
‚Klinische Wochenschrift' 12, 76 f
Kohlendioxidabsorption 6, 21, 29, 52, 65, 73, 75 f, 79
Kohlensäureinhalation 72, 74
Kokain 5, 74
Kombinationsnarkose s. auch balanced anaesthesia 33, 54, 66
Kongreß 25
–, für Anästhesisten 25, 29, 56, 63, 69
–, Chirurgen 5, 45, 71
–, Hamburger Naturforscher 29 f, 55 f, 58, 63
–, in Minneapolis 29 f, 46, 50, 52, 56, 63
–, I. Internationaler Narkose 25, 47, 54, 56 f, 60, 66, 69 f, 84
–, Problem der Diskussion 29
Konzentrationslager 20, 63
‚Korrespondenzblatt für Zahnärzte' 66
Krankenbehandler 9
Kreatinin 71
Kreisatmungssystem 6, 21, 52, 65, 79
Kristallographie 34
Kritik, wissenschaftliche 29
Kunstgewerbemuseum 18
Kurznarkose 30

Lachgas 1, 29, 31, 50, 64 ff, 70, 72, 79, 83
–, Einsparung 52
Lachgas-Sauerstoff-Narkose 6, 21, 29, 65, 74
‚Lancet' 52
Langzeitnarkose 30
Laryngospasmus 59
Lebenslauf 19, 35
Leberfunktion 71
Leberzellnekrose 42
Leipzig, chirurgisch-poliklinisches Institut 47
Lichtteilbäder 44
Lokalanästhesie 1, 4, 5, 32, 68, 70, 80
Luminal 37

Machtergreifung, nationalsozialistische 9
Magnesiumsulfat 70
Materialismus 15
Medizinalassistent 19, 21, 34 f, 55, 81, 84
Medizinstudium 19 f
‚Medizinische Klinik' 54, 82
‚Medizinische Welt' 82
Medulla oblongata 41, 50
Memoiren 7

Methylenchlorid s. Solästhin
Methylprophylkarbinolurethan s. Hedonal
Mid Western Society of Anesthetists 29, 56
Militärarzt 17
Militärgeschichtliches Forschungsamt 11
Mineralogie 34
Mitherausgeber 1, 5, 24 f, 49, 57
Monismus 7, 15
Monistenbund 15
Morphin s. auch Prämedikation 5, 25, 42, 49 f, 54, 58 f, 64 ff, 70 f
Mortalitätsstatistiken 37
München
–, Universität 19
‚Münchner Medizinische Wochenschrift' 12, 37, 54, 69, 77, 82
Myodegeneratio cordis 64

Nachruf, für H. M. Cohen 60
Narcylen s. auch Acetylen 6, 24, 49, 53, 62, 64 ff, 77, 82
–, Explosionsgefahr 6, 30, 69
–, zur Kindernarkose 48, 59, 64
–, in der Praxis 64
Narkose s. auch Anästhesie
–, Apparate 63
–, –, für Chloroform-Sauerstoff 5
–, –, für Narcylen nach Gauß-Wieland 6, 24, 52, 59, 73
–, –, Kombinations- 45
–, –, Modell Dräger A nach Sudeck-Schmidt 6, 52, 65, 73, 79
–, –, Modell Dräger V 52, 64, 69
–, –, Roth-Dräger 21, 40, 79
–, –, Roth-Dräger-Krönig 45
–, –, Überdruck-Mischnarkose 45
–, Arzt, s. auch Anästhesist, Berufsnarkotiseur, Facharzt für Anästhesie 20, 70
–, –, erster deutscher 4
–, Ausbildung 55, 61
–, –, Unterricht 24, 46, 52, 62
–, –, Prüfung 52, 55
–, –, im Praktischen Jahr 36
–, Führung 21
–, Gefahren 45
–, Kombinations- s. auch Balance anaesthesia, Kombinationsnarkose 46
–, Masken 21, 82
–, –, für Operationen in Bauchlage 39
–, –, Eppendorfer (= Sudecksche) Ventilmaske 21, 39, 45
–, Methoden 27, 40
–, –, Inhalations- 5
–, –, bei kardiovaskulären Erkrankungen 25
–, –, Äther 4
–, –, Äther-Lachgas 4
–, –, A.C.E. 4

–, Mischungen 58
–, „als Spezialfach" s. auch Anästhesie, Spezialisierung 4, 26, 43, 47, 59 f, 69, 76 ff
–, Stadium 41, 46, 53
–, Stand in Deutschland 55
–, –, Beurteilung 52, 66
–, –, der chirurgischen Toleranz 53
–, –, Einteilung nach Guedel 66
–, –, Einteilung nach Snow 52
–, –, Reflexverhalten 34
–, –, Statistik 4, 44
–, Theorie 30, 43, 50, 58
–, Zeitschrift 57
–, –, erste deutschsprachige 1, 56
–, –, erste Überlegungen 24
–, –, Gründung 24 ff, 55
–, –, Konkurrenz 1
–, –, Vereinigung 1
‚Narkose und Anästhesie' 1, 6, 26 f, 29 f, 34, 56, 67, 69, 81 f
Narkotika s. auch Anästhetika
–, halogenierte 47 f
–, Nebenwirkungen 35
Narkotikuminjektor 40
Nationalsozialismus 8, 10, 13 f, 85
–, Nürnberger Parteitag 9
Nephritis 64
Niederlassung 19
Novocain 5, 67, 71 f

Öl-Äther-Anästhesie s. auch Rektalanästhesie 5, 70
Ordnung, soziale 8
Originalia 11, 34, 56, 67
Ösophagus-Trachealfistel 35

Packungen, heiße 44
Pantopon 58
Paraldehyd 42
Patriotische Gesellschaft von 1765 11
Penetranz, wissenschaftliche 83
Pernokton 6, 29, 57, 62, 64 f, 69, 82
Pernoston s. Pernokton
Pharmakologie, klinische 38 f, 43
Physikalische Therapie 43, 55
Pneumonieprophylaxe 72
Pöseldorfer Juden 8, 20
Prämedikation 24 f, 42, 49, 58, 64, 67, 70, 77, 80, 82 f
–, bei Kindern 59
–, Schema 49
Praktischer Arzt 39, 41
–, und Anästhesie 19, 32, 41, 63, 66, 80
–, und Narcylen 69
Preise
–, internationale 32
–, wissenschaftliche 29, 32

‚Presse medical' 67
Privatpatienten, Anästhesie bei 20
Privatschule, Schleidensche 14
Promotion 20, 37
Prophylaxe 35
Protargol 35
Protoplasma 50
Pupillenreflexe 54, 66, 74

Rauschanalgesie, mit Äther 21
Rauschnarkose 5
–, mit Chloräthyl 46
–, mit Solästhin 47
Rassismus 33
Realgymnasium des Johanneums 18
Referate 11, 25, 32, 34, 80
–, -dienst 56, 67
Regionalanästhesie s. auch Lokalanästhesie 68
Reichsbürgergesetz 9
Reichsgründung 7
Reizwirkung 42
Royal Infirmary 44
Rückatmung 73

Säure-Basen-Gleichgewicht 70
Sanitätsoffizier 20
Salivation 49, 63
Schlaftiefe 52
Schleichsche Siedegemische 5, 21, 36 f, 45 f, 66, 74, 79
‚Schmerz, Narkose und Anästhesie' 1, 6, 12, 31, 60, 65 ff, 73 f, 81
Schmerz
–, Prophylaxe 55
–, Therapie 21, 31 f, 43 f, 55, 67, 80
Schock 64, 73
Schriftleitung 4, 32, 60
‚Schweizer Medizinische Wochenschrift' 67
Schwesternnarkose 31, 55, 75
Schwiegereltern 14
Schulzeit 19
Scopolamin 5, 42, 49 f, 54, 65 f
–, Ablehnung 42
–, Atemdepression 42
–, Delirauslösung 42
Scroll of Recognition 56, 80
Sedativa, Erfahrungen 21, 43
–, Dosierungskontrolle 38
Sekt 38
Semiten 7
Silbernitrat 35
Society of Anesthetists s. auch American Society of Anesthetists 7, 24, 46
Solästhin 6, 48, 59, 63 f, 82
–, Abkehr von – 59
–, bei Kindernarkosen 48, 59
–, Verwendung 48

Solestin s. Solästhin
Somnifen 6, 65
Sparbeutel 64 f, 75
Spinalanästhesie 62, 68, 74
Spondylitis deformans 43 f
Staatsarchiv, Hamburg 10 f
Staatsrat 18
Stadium
–, analgeticum 46, 48, 53
–, intermedium 21, 25, 52 ff, 59, 64 ff, 76, 79, 82
Standesorganisationen 1, 10
Startnarkotikum s. auch Chloräthyl 5, 46
Steuerbarkeit 63
Stickoxydul s. auch Lachgas 50, 57
Stovain 74
Straßburg, Psychiatrische und Nervenklinik 38
Suchdienst des Deutschen Ärzteverlages 11
Sudecksche Atrophie 19
–, Klinik 42
–, Äthermaske 21, 39, 64 f, 79
Suizid 33, 85
Sulfonal 42
Synkope 53
Syphilis 17

Tetronal 42
‚Therapie der Gegenwart' 81
Therapieresistenz 25
Thieme-Verlag 26
Toleranzstadium 53
Transfusion 73
Traubenzuckereinläufe 64
Trepanationen 40
Tribromäthylalkohol s. Avertin
Trional 42
Tropfflasche 45, 64
Tuberculosis serpiginosa universalis 17

Überdrucknarkose 65
Übersetzungen 27
–, deutsch-englische 27
–, redigierte 27
Überzeugungen, christlich-dogmatische 7

Uhlenhorster Fährhaus 18
Universitätsbuchhandlung 25
Unterdruckkammer 71
Urämie 74
Urethan 42

Vasomotorenzentrum 42
Verein für Hamburgische Geschichte 11
Veronal 5, 21, 37 ff, 56
–, Delirtherapie 41
–, Maximaldosis 38
Vertretungen, ärztliche 20, 25
Vibrio tyrogenes Deneke 37
Vorprüfung, Ärztliche 19
Vorschule 14, 18

Waffenausbildung 20
Wasserlöslichkeit 50
Weltkrieg
–, Erster 8, 17, 20 f, 40, 62, 73
–, Zweiter 7, 13, 19
Westdeutsche Kieferklinik Düsseldorf 82
Widmung 19, 34
Wiederbelebung 21, 37
Wilhelm-Gymnasium, Hamburg 18
Wissenschaft und Menschlichkeit 32
Würzburg, Pharmakologisches Institut 57
–, Universitäts-Klinik 6, 24
–, Universitäts-Frauenklinik 27

‚Zeitschrift für physikalische und diätetische Therapie' 81
Zeitschriften
–, erste für Anästhesie 30
–, Konkurrenz 26 f, 29, 32
–, Vereinigung 6, 12, 31 f
Zeitgeschichte, Dynamik der– 14
‚Zentralblatt für Chirurgie' 12
Zentrale Stelle der Landesjustizverwaltungen 11
Zentrum für Antisemitismusforschung 11
Zellgiftigkeit 42, 46 f
Zionismus 8
Zwischenhirn 41

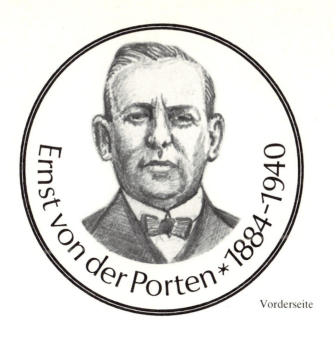

Vorderseite

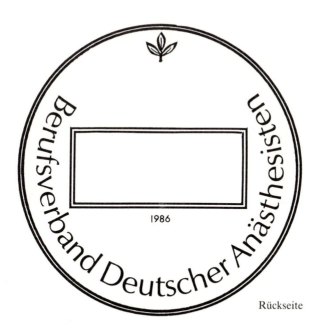

Rückseite

Die Ernst von der Porten-Medaille wurde erstmals im Jahre 1986 anläßlich der 25. Wiederkehr der Gründung des Berufsverbandes deutscher Anästhesisten verliehen